Dr. Günter Harnisch

Die Dr. Schüßler-Mineraltherapie

Selbstheilung und Lebenskraft

Dr. Günter Harnisch

Die
Dr. Schüssler-
Mineraltherapie

Selbstheilung und Lebenskraft

**Wie Sie Ihr richtiges Heilmittel
selbst finden und anwenden**

Turm-Verlag

2. Auflage 1997

ISBN 3-7999-0240-6
© 1996 by Turm Verlag, D-74321 Bietigheim
Alle Rechte vorbehalten, auch die des auszugsweisen Nachdrucks,
der fotomechanischen Wiedergabe und der Einspeicherung
und Verarbeitung in elektronischen Systemen.
Druck: Verlagsdruckerei Otto W. Zluhan

Gesundheit hängt von der harmonischen Beziehung des Menschen zu allen Kräften des Lebens ab, zur Sonne, dem Wasser, der Luft, der Nahrung, dem Menschen, der Erde und der Freude.

(Aus den Lehren der Essener, einer vorchristlichen Gemeinschaft am Toten Meer, bekannt als praktische Mystiker und Heiler.)

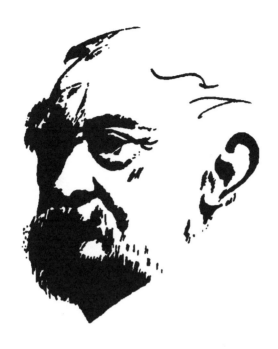

Dr. med. Wilhelm Heinrich Schüßler
geboren: 21. August 1821 zu Zwischenahn in Oldenburg
gestorben: 30. März 1898 zu Oldenburg

Begründer der Lebensalzkunde, der naturgemäßen Heilweise
„Biochemie"

Inhalt

Vorwort 13

Kapitel 1
Die Abkehr von der Apparatemedizin 15

Der veränderte Gesundheitsbegriff 15

Heilkraft aus der Natur 16

Kapitel 2
Die typischen Krankheiten unserer Zeit: Entgiftungsprobleme 19

Unser Körper hat keine spezielle Antwort auf die
modernen Gifteinwirkungen 21

Oberstes Ziel: die Wiederherstellung der ursprünglichen
Entgiftungsfähigkeit des Körpers 22

Kapitel 3
Schüßler-Minerale entgiften und bauen die Zellen neu auf 23

Kapitel 4
Wie die Dr. Schüßler-Mineralstoffe wirken 26

Kapitel 5
Wer war Dr. Schüßler? 30

Kapitel 6
Wie die Sache mit den Schüßler-Mineralen weiterging
oder:
Schüßlers Nachfolge 33

Kapitel 7
Wie Dr. Schüßler die Wirkung seiner Mineralstoffe entdeckte 36

Kapitel 8
Die einzelnen Schüßler-Mineralstoffe und ihre
Anwendungsbereiche: ein erster Überblick 38

9

Kapitel 9
Wie Sie selbst herausfinden können, welches Heilsalz Ihr
Körper braucht 40

9.1 Herausfinden des geeigneten Schüßler-Minerals
anhand der Wirkungsbeschreibung in Kapitel 15 . . 40

9.2 Die Antlitzdiagnostik: Mineralstoffmangel spiegelt
sich im Gesicht wider 41

9.3 Der kinesiologische Muskeltest 48

9.4 Die vereinfachte Form des kinesiologischen
Muskeltests 49

9.5 Das Pendel als diagnostisches Instrument . . . 49

9.6 Das Einnehmen mehrerer oder sämtlicher Schüßler-
Minerale nach dem „Schrotflintenprinzip" . . . 50

Kapitel 10
Wie man die Schüßlersalze am besten einnimmt . . . 51

Kapitel 11
Die Dosierung der Schüßler-Minerale 52

Kapitel 12
Wie bekommt man Schüßlersalze? 53

Kapitel 13
Wie die Dr. Schüßlersalze hergestellt werden:
die Potenzierung 54

Kapitel 14
Erstverschlimmerungen 56

Kapitel 15
Welches Dr. Schüßler-Mineral wirkt gegen welche Krankheit? 57

Kapitel 16
Die biochemischen Salben 73

10

Kapitel 17
Die biochemischen Ergänzungsmittel 75

Kapitel 18
Heilungsbeispiele 78

Kapitel 19
Gesunde Lebensführung 91

Ernährung 91

Wasser 93

Bewegung 95

Denken 95

Kapitel 20
Die einzelnen Krankheiten von A bis Z – und die richtigen
Mineralstoffe für ihre Heilung 97

ANHANG

Anschriften 147

Literatur 158

Vorwort

Immer weniger Menschen sind heute bereit, die Verantwortung für ihre Gesundheit beim Arzt abzugeben, wie man sein Auto in der Reparaturwerkstatt abgibt. Ihre Erfahrungen mit der herkömmlichen Schulmedizin verliefen negativ. Sie haben am eigenen Körper erlebt, daß das Ausschalten von Symptomen mit Mitteln aus dem Arsenal der Pharmazie ihnen nicht dauerhaft weiterhilft, sondern neue Symptome schafft und sie insgesamt nur immer tiefer in die Gesundheitskrise hineinführt.

Krankheit läßt sich immer auch als Chance zur Selbstheilung begreifen. Krankheit ist ein Weg zur Weiterentwicklung der Persönlichkeit, wenn auch manchmal ein schmerzhafter. Wer die Verantwortung für seine Heilung selbst in die Hand nimmt, ist auf dem Weg. Er wird den richtigen Menschen begegnen, Heilmethoden, Büchern, Anregungen, Tips, die ihn weiterbringen. Dieses Buch will für ihn eine Hilfe auf seinem Weg zur Heilung sein. Es wendet sich an den Laien, der nach einer für ihn selbstverantwortlich und erfolgreich anwendbaren Heilmethode sucht. Aber ebenso ist es für den professionellen Heiler geschrieben, der daran interessiert ist, aus dem alten, uns überlieferten Naturwissen neu zu schöpfen. Nicht zuletzt will es den sich immer zahlreicher bildenden Selbsthilfegruppen eine Grundlage für ihre gemeinsame Gesundheitsarbeit geben.

Die Dr.-Schüßler-Heilmethoden eignen sich für Laien wie für Profis in gleicher Weise, weil sie äußerst wirksam und zugleich einfach anzuwenden sind. Sie geben dem Patienten ein Stück Selbstverantwortung für seine Gesundheit zurück. In einer Art Hausapotheke kann er sich leicht einen Vorrat an Schüßlermineralen schaffen und im Bedarfsfall das richtige Mittel für sich selbst und die ganze Familie einsetzen. Die Schüßlersalze sind rezeptfrei und preisgünstig in Apotheken zu bekommen.

Die Dr.-Schüßler-Therapie beschränkt sich nicht auf das Einnehmen von einigen Pillen über ein paar Monate (obwohl das natürlich auch dazugehört). Eher fördert sie eine Veränderung des Bewußtseins. Sie greift tief nicht nur in das gesamte körperliche Geschehen ein, sondern sie wirkt auf der feinstofflichen Ebene zugleich auch auf die Psyche und den Geist, löst Starren, Blockaden auf und heilt so.

Außer den wichtigen Informationen über die Schüßler-Therapie enthält dieses Buch ein Verzeichnis zum Nachschlagen, in dem Sie zu jedem Krankheitstyp passende Schüßler-Minerale beschrieben finden. Ein besonderes Anliegen besteht darin, das Verständnis für den Körper, Seele *und* Geist umfassenden Heilungsansatz der Schüßler-Therapie zu fördern. Deshalb umreißt dieses Buch das Bild des modernen, ganzheitlichen Gesundheitsbegriffs. Es bringt konkrete Vorschläge für eine gesunde, wieder stärker an der Natur orientierte Lebensführung. Denn unsere Gesellschaft wird ihre tiefen Wurzeln in der Natur neu entdecken müssen, wenn sie überleben will.

Mein Dank gilt Dr. H.G. Jaedicke, dem Chefarzt des Dr. Schüßler-Sanatoriums in Hahnenklee-Bockswiese, Dr. Jochen Schleimer sowie Dr. Kurt Hickethier (1891 – 1958). Auf ihre reichen Erfahrungen in der Schüßler-Therapie konnte ich bei der Arbeit an diesem Buch zurückgreifen. Außerdem danke ich Dr. Karl-Heinz Braun von Gladiß für wertvolle Impulse zum Verständnis des modernen ganzheitlichen Gesundheitsbegriffs.

Dieses Buch ist aus der gemeinsamen praktischen Arbeit mit Schüßler-Mineralen im ‚Arbeitskreis: gesund leben' entstanden. Ich danke allen, die durch ihre Ideen, Anregungen, Erfahrungen und Kritik zum Gelingen beigetragen haben. Wenn es seine Leser auf ihrem persönlichen Weg zur Heilung ein Stück weit begleitet und voranbringt, so hat es sein Ziel erreicht.

Steinfurt, im Juni 1995   Dr. Günter Harnisch

KAPITEL 1

Die Abkehr von der Apparatemedizin

Ganz ohne Zweifel hat sich die moderne Medizin mit ihren technischen und pharmazeutischen Möglichkeiten ihre Verdienste erworben. Der Bereich der Unfallchirurgie entwickelte sehr erfolgreiche Möglichkeiten, selbst abgetrennte Gliedmaßen zur Heilung und zur Funktionsfähigkeit zu bringen. Die Lasermedizin kann hohe Erfolge aufweisen, beispielsweise bei Netzhautablösungen. Und niemand würde einen Dialysepatienten ernsthaft fragen, ob er auf eine künstliche Niere verzichten will. Die großen Seuchen, die früher den Menschen so übel mitspielten, sind heute bei uns ausgerottet. (Aids ist keine echte Seuche.)

Dennoch entwickelt sich immer mehr Skepsis gegenüber der modernen Apparatemedizin, inzwischen selbst in den eigenen Reihen der Mediziner. Zweifelhafte Lebensverlängerungen, der Machbarkeitswahn, wie er sich in der Genmanipulation und bei vielen Organtransplantationen äußert, die große Zahl der durch Medikamenten-Nebenwirkungen erst entstehenden Krankheiten, die Kostenexplosion im Gesundheitswesen, Selbstbedienungsmentalität unter den Ärzten – all das läßt die Skepsis der Menschen gegenüber der Schulmedizin wachsen.

Die Kranken vermissen hinter all den komplizierten Geräten, deren Funktion sie nicht mehr verstehen, das Gefühl menschlicher Zuwendung, das sie dringend brauchen. Die Ärzte geben es ihnen nicht mehr.

Der veränderte Gesundheitsbegriff

Die Vorstellungen über Gesundheit und Krankheit sind in einem tiefgreifenden Wandel begriffen. Eine neue Sichtweise beginnt sich in unserer Zeit durchzusetzen: Der Körper ist nicht länger eine Maschine, die man bei Krankheit zum Arzt trägt, damit er sie wieder instandsetzt. Der Körper bleibt auch in der Krankheit unser eigener Leib, mit dem wir unsere Umwelt erleben, dem wir vielleicht zuviel

15

zugemutet haben. Unsere Krankheit vermittelt uns eine Botschaft. Über die Krankheit können wir mit uns selbst ins Gespräch kommen.

Bei dieser neuen Sicht der Krankheit wird das Kranke am Menschen nicht mehr einfach an einen Fachmann übertragen, sondern wir übernehmen selbst die Verantwortung. Darin liegt die große Chance, mit dem, was uns kränkt, was uns stört, in Kontakt zu kommen. Entscheidend ist: Wir fühlen uns selbst für den Heilungsprozeß verantwortlich. Wir wirken an ihm mit. Das führt zu einer grundsätzlichen Veränderung in der Beziehung zwischen Arzt und Patienten. Der Arzt ist nicht länger der Halbgott in Weiß, bei dem der Kranke seine Symptome abgibt, bis er wieder gesund wird, sondern er redet selbst mit. Er versteht den Arzt eher als einen gleichberechtigten Partner, der ihm hilft, die richtigen Fragen an sich selbst zu stellen: Was bedeutet diese Krankheit gerade jetzt für mich? Welche Botschaft will sie mir vermitteln? Wie kann ich mit der Krankheit zurechtkommen, mich dennoch so gut wie möglich fühlen? Bringt sie mir eine notwendige Ruhepause? Wozu brauche ich diese?

Der neue Krankheitsbegriff gibt dem Menschen ein Stück Mündigkeit zurück. Nur: Wo findet der Kranke mit all seiner Mündigkeit den richtigen Heiler, die für ihn persönlich am besten geeignete Heilmethode? Die Veränderung des Gesundheitsbewußtseins allein genügt nicht, wenn nicht die passenden Heilungsmöglichkeiten hinzukommen.

Heilkraft aus der Natur

Bei den Naturvölkern waren die Schamanen Heiler, die eine ganz besonders intensive Beziehung zur Natur hatten. In der Tat kann nur ein Mensch heilen, der selbst seine tiefen Wurzeln in der Natur spürt und lebt. Ohne den lebendigen Kontakt zum Wissen der Natur ist Heilung nicht möglich. Alle Heilmittel, die diese Bezeichnung zu Recht tragen, kommen aus der Natur, gleich ob es sich um Mineralien oder um pflanzliche Wirkstoffe handelt.

Dieser Gedanke ist nicht neu. Wir haben ihn nur vergessen. Auch andere Völker und Kulturen kennen ihn längst, wie ein altes indisches Sprichwort zeigt:

Gott schläft im Stein,

träumt in der Blume,

atmet im Tier

und erwacht

im Menschen.

Vieles an unschätzbarem, jahrtausendealtem Wissen um die Heilkräfte aus der Natur ist uns unwiederbringlich verlorengegangen. Die Kelten besaßen schon vor viertausend Jahren einen unglaublich hohen Stand an Heilwissen. Aber sie hinterließen keinerlei schriftliche Aufzeichnungen, als man ihre Druiden verfolgte und ausrottete. Auf die gleiche Weise kam die Weisheit der indianischen Schamanen weitgehend abhanden. Und in unserem Kulturraum blieb es lange Zeit verdächtig still um die wirklich großen Heiler und um ihr Wissen: Nach Paracelsus benannten die Schulmediziner zwar einige ihrer Kliniken, doch ohne den Geist dieses großen Heilers verstanden zu haben. Um Samuel Hahnemann blieb es jahrzehntelang still, ebenso wie um Schüßler. Erst jetzt, da sich die Schulmedizin immer mehr selbst in eine Sackgasse manövriert, besinnt man sich auf die Tradition alten Naturheilwissens, die auch bei uns noch existiert, wenngleich sie lange Zeit verschüttet war.

In ein paar Wochenendkursen für Schulmediziner läßt sich dieses Wissen sicher nicht neu beleben. Dennoch bleibt Hoffnung, daß das Wenige, was sich retten läßt, für den Neuanfang wirklichen Heilens in unserer Zeit ausreicht. Der Geist ist entscheidend, auch dort, wo die Wurzeln nicht mehr so tief in die Natur hineinreichen wie bei den Heilern früherer Völker und Generationen.

Gershom Scholem, ein bekannter Forscher auf dem Gebiet der chassidischen[*] Mystik (1897 – 1982), erzählt über den Verlust der Wurzeln eine Geschichte voll Kraft und voll Hoffnung, die unsere Situation heute exakt wiedergibt:

---

[*]Der Chassidimus ist eine jüdische religiöse Bewegung, die in Deutschland, später aber vor allem in Osteuropa bestand und sich durch große Lebendigkeit ihres Glaubens auszeichnete.

Was bleibt

Wenn der Baal-schem etwas Schwieriges zu erledigen hatte, irgendein geheimes Werk zum Nutzen der Geschöpfe, so ging er an eine bestimmte Stelle im Walde, zündete ein Feuer an und sprach, in mystische Meditationen versunken, Gebete – und alles geschah, wie er es sich vorgenommen hatte. Wenn eine Generation später · der Maggid von Meseritz dasselbe zu tun hatte, ging er an jene Stelle im Walde und sagte: „Das Feuer können wir nicht mehr machen, aber die Gebete können wir sprechen" – und alles ging nach seinem Willen. Wieder eine Generation später sollte Rabbi Mosche Leib aus Sassow jene Tat vollbringen. Auch er ging in den Wald und sagte: „Wir können kein Feuer mehr anzünden, und wir kennen auch die geheimen Meditationen nicht mehr, die das Gebet beleben, aber wir kennen den Ort im Walde, wo all das hingehört, und das muß genügen." – Und es genügte. Als aber wieder eine Generation später Israel von Rischin jene Tat zu vollbringen hatte, da setzte er sich in seinem Schloß auf seinen goldenen Stuhl und sagte: „Wir können kein Feuer machen, wir können keine Gebete sprechen, wir kennen auch den Ort nicht mehr, aber wir können die Geschichte davon erzählen." „Und – so fügte der Erzähler hinzu – seine Erzählung allein hatte dieselbe Wirkung wie die Taten der drei anderen."

Obwohl wir uns sehr weit von der Natur entfernt haben, bleibt doch Anlaß zum Hoffen. Wir stehen heute am Beginn der ersten wirklichen Gesundheitsreform, die diesen Namen zu Recht verdient. Sie geht von den Kranken aus, von den unzählbaren Menschen, die sich nicht länger mit Pharmaziegift und Apparaten abspeisen lassen, sondern ihren ganz persönlichen Weg zur Heilung unbeirrbar gehen. Natürlich kämpft diese Reform im Augenblick noch mit Widerständen aus allen Lagern, aus Politik, Wissenschaft, Wirtschaft und Berufsorganisationen. Aber sie wird sich durchsetzen: Die Rückkehr zu den Wurzeln der Natur ist unsere einzige Überlebenschance.

KAPITEL 2

Die typischen Krankheiten unserer Zeit: Entgiftungsprobleme

Jede Zeit hat ihre für sie typischen Krankheiten. In früheren Jahrhunderten waren es die Seuchen, die den Menschen übel zusetzten. Dann kam die Tuberkulose. Unsere Krankheiten heute sind anders beschaffen. Wir leiden eher unter unserer selbstgeschaffenen Zivilisation mit all den Folgen, die die Entfremdung von der Natur nach sich zieht:

– chronische Vergiftungserscheinungen, verursacht durch unsere Lebensumgebung und Nahrung,

– Bewegungsmangel,

– unangemessene Ernährungsweise,

– Hektik, Streß,

– dauerhafte Reizüberflutung.

Diese vielfältigen Ursachenfaktoren wirken zusammen, sie verstärken sich gegenseitig und potenzieren sich in ihrer Wirkungsweise. Bei der Entstehung der modernen Krankheiten wirken meist ganze Ursachenbündel zusammen. Die Krankheitsursachen lassen sich kaum je einzeln ermitteln. Sie wirken als ein System, dessen Einzelfaktoren sich auf unvorhersehbare Weise gegenseitig beeinflussen und in ihrer Wirkung hochschaukeln können. Einzelne dieser schädlichen Wirkungsfaktoren erträgt der Körper oft jahrzehntelang ohne nennenswerte Ausfälle. Dann aber bringt plötzlich die Reaktion auf irgendeinen für sich gesehen verhältnismäßig harmlosen Schadfaktor das Faß zum Überlaufen, und dramatische Krankheitsreaktionen treten auf. Oft bricht scheinbar plötzlich das ganze Immunsystem zusammen. Es kommt zu den typischen Krankheitsbildern unserer Zeit: Krebs, Herz-Kreislaufprobleme, Allergien,

19

Asthma, rheumatische Erkrankungen der Muskeln und Gelenke, Magen- und Darmstörungen (in 1500 analysierten Stuhlkulturen fand man bei 97,5 Prozent der Patienten Überwucherungen mit Pilzen, Fremdbakterien und anderen Krankheitserregern[*]), Pilzerkrankungen an Darm, Haut und Organen, chronischen Schnupfen und Nebenhöhlenerkrankungen, nicht recht definierbare chronische Müdigkeitserscheinungen schon bei Jugendlichen, Kopfschmerzen, Nervenstörungen aller Art, Einschlaf- und Durchschlafprobleme, Ausfluß und Regelstörungen bei Frauen, Depressionen.

Wir sind heute einer geradezu unglaublichen Fülle von Giften ausgesetzt, von denen bis jetzt niemand genau sagen kann, wie sie sich in ihrer Wirkung gegenseitig beeinflussen. Das beginnt mit dem vor allem für die Nerven hochgiftigen Methylquecksilber aus Amalgamfüllungen mit dem gleichzeitig wirkenden Zinn aus dem Amalgamabrieb. Jeder einzelne Mensch ist heute bereits mit Dioxin vergiftet[**]. Zusätzliche Belastungen stellen krebserregendes Benzol aus bleifreiem Benzin, Cadmium aus kunstdüngergezogenen Vollkornprodukten und Gemüse dar. Hinzu kommt das Passivrauchen. Diese Faktoren zusammen machen bereits die Hälfte der täglich von der Weltgesundheitsorganisation (WHO) zugelassenen Cadmium-Höchstmenge aus. Aber dann sind da noch die Wirkungen von Formaldehyd aus den Schlafzimmermöbeln, das hochgiftige Kerosin, was in den überlasteten Flugschneisen auf uns niederrieselt, wenn wir in deren Nähe wohnen, die Weichmacher, die nach vierjähriger Liegezeit aus gummierten Teppichfußböden herausbröseln, der Hausstaub, der von PCB (polychlorierten Biphenylen) gesättigt ist. Außerdem unterliegt jeder Mensch elektromagnetischen Belastungen, dem heute üblichen Elektrosmog. Und sein Organismus muß zusätzlich täglich 50 amtlich genehmigte Lebensmittelzusatzstoffe verkraften, die den Appetit anregen, die Nahrung verschönern und haltbar machen sollen. Kopfhaut, Augen, Nase und Haut werden dann noch einer chemischen Dauerberieselung aus Haarfärbemitteln und Haarsprays unterzogen. Die Haut wird großflächig und den ganzen Tag über den Einwirkungen von Tri- und Perchloräthylen, Pentachlorphenol und Polyester ausgesetzt, das sind

---

[*]Braun von Gladiss 1991, 149
[**]Wassermann Alsen-Hinrichs, Simonis 1990

die Rückstände aus chemischen Reinigungen und Textilfaserbe-handlungen.* Solche Beispiele aus dem Spektrum der alltäglichen Belastungen ließen sich beliebig weiter aufzählen. Irgendwann gibt der Organismus seine Gegenwehr auf. Er wird krank.

Unser Körper hat keine spezielle Abwehrantwort auf die modernen Gifteinwirkungen

Auf diese Art von Belastungen hat der menschliche Körper keine spezielle Abwehrantwort. Im Laufe seiner langen Entwicklungsge-schichte konnte er eine solche Reaktion auch nicht erlernen, weil er niemals zuvor vergleichbaren Belastungssituationen ausgesetzt war. Deshalb reagiert er nur mit unbestimmten Symptomen, die in kei-nes der bisher bekannten Abwehr-Reaktionsmuster passen. Und des-halb ist es auch so schwer, geeignete Heilmittel für solche Krank-heiten zu finden.

Unser Organismus steht vor dem Problem, wie er das Übermaß an Giftstoffen wieder loswerden kann, auf dessen Aufnahme er nicht eingestellt ist. Die normalen Wege der Ausscheidung über Darm, Nieren, Lunge und Haut (Schweiß) genügen nicht mehr. So bleibt ihm nur die Ausscheidung über Ersatzwege, die wir bereits als Krank-heitserscheinungen ansehen: chronischer Schnupfen, Heuschnup-fen, Entzündungen der Nasennebenhöhlen, Hautausschläge, Eiter-pickel, Ausfluß, Ekzeme, Asthma, Rheuma, chronische Darmerkran-kungen mit Durchfallneigung, Neurodermitis, Harnwegsinfekte, Muskelschmerzen, großflächige Blasenbildungen der Haut und Hautablösungen.

Häufig nimmt das Stütz- und Bindegewebe die im Körper krei-senden Giftstoffe auf und entlastet damit innere Organe und den Blutkreislauf. So kommt es zu Schleimbeutelentzündungen, Seh-nenscheidenentzündungen, Knorpelschwellungen, Ausscheiden von Giftstoffen an den Gelenkflächen, Gelenkkapseln und Knochenhäu-ten, oft auch an den Verbindungsstellen von Muskeln, Sehnen, Bän-dern und Knochen. Das hierfür typische Krankheitsbild, das Fibromyalgiesyndrom, entsteht.

---

*Braun von Gladiss 1991, 127

Die Schulmedizin sieht solche Symptome als isolierte Erkrankungen des jeweiligen Organs an, also der Nase, der Scheide, der Harnblase, des Darmes, der Lunge. Dementsprechend behandelt sie mit Medikamenten, die das Symptom bekämpfen und es oft auch tatsächlich beseitigen. Da das Symptom aber nur der Versuch einer Giftstoffausscheidung auf Ersatzwegen war, hört diese Ausscheidung mit der Beseitigung des Symptoms zwar zunächst auf. Die Krankheit frißt sich aber weiter in den Körper hinein. Mit abschwellenden Nasentropfen, Cortisoncremes, Antibiotika, Antirheumatica, Durchfallblockern und ähnlichen Mitteln stopft man dieses Ventil zu, über das der Körper entgiften wollte. Wenn auch die rheumatischen Erkrankungen erfolgreich mit Antirheumatica, Cortison und ähnlichen, den Körper zusätzlich stark belastenden Medikamenten zum Schweigen gebracht worden ist, bleibt dem Organismus nur noch, die Giftstoffe in Depots abzulagern. Davon sind dann nicht nur die einzelnen Organe betroffen, sondern das Lymphsystem (die Körpersäfte). Die körpereigene Abwehr reagiert mit Überreizungserscheinungen, Allergien und Abwehrschwächen bis hin zur Krebsentwicklung. Durch die Blockierung der körperlichen Heilvorgänge kommt es allmählich zu einer Reaktionsstarre. Der Körper ist schutzlos der ganzen Heftigkeit eines Schadreizes ausgesetzt.

Oberstes Ziel: die Wiederherstellung der ursprünglichen Entgiftungsfähigkeit des Körpers

Entscheidend für jedes Naturheilverfahren ist deshalb zunächst einmal die Wiederherstellung der ursprünglichen Entgiftungsfähigkeit, das Stützen der Ausscheidung über den Darm und die Harnwege. Das Erstaunliche geschieht immer wieder: Wird das Ursachensystem, das konsequent in die Krankheit hineinführt, erst einmal an irgendeiner Stelle aufgebrochen, so mobilisiert der Organismus seine Selbstheilungskräfte oft in ungeahnter Weise. Der Weg in die Krankheit kehrt sich um. Die Heilung beginnt.

KAPITEL 3

Schüßler-Minerale entgiften
und bauen die Zellen neu auf

In dieser für die Körperabwehr völlig neuen Situation gewinnen die Schüßler-Minerale eine ungeahnte Bedeutung. Sie sind eben nicht nur wirksame Mittel gegen diese oder jene exakt beschriebene Krankheit, sondern die stärkste Heileigenschaft der Schüßlersalze liegt gerade in ihrer zellentgiftenden und zellaufbauenden Wirkung. Auch hier gilt der Jahrtausende alte Satz des Ägypters Hermes Trismegistos: Wie im großen, so im kleinen. Konkret bedeutet das: Wie der Zustand der einzelnen Zelle, so der Zustand des gesamten Organismus. Gelingt es also mit Hilfe der Schüßler-Minerale, die Zellen zu entgiften und neu aufzubauen, so kann der gesamte Organismus heilen und neue Lebenskraft schöpfen.

Die Schüßlersalze eignen sich wegen ihrer zellentgiftenden und zellaufbauenden Wirkung wie praktisch kein anderes Heilmittel, den mit Schadstoffen aller Art überlasteten Organismus zu reinigen und ihm die Chance zu gesundem Zellwachstum zu geben.

Wahrscheinlich läßt sich durch diese Heileigenschaften der ungeheure Erfolg der Schüßler-Methoden erklären, die in unserer Zeit ein großes Comeback erleben. (Andere Gründe, wie die stärkere Rückbesinnung der Menschen auf die Heilkräfte der Natur spielen dabei sicherlich ebenfalls eine Rolle.) Das alles sind Vermutungen, bescheidene Versuche, Heilwirkungen mit den Mitteln des Verstandes zu erklären. Sie allein bringen uns aber nicht sehr viel weiter im Verständnis des geheimnisvollen Weges, auf dem jeder Patient den für ihn geeigneten Arzt und das für ihn richtige Heilmittel findet. Dieser Weg ist manchmal lang und verschlungen. Doch es gibt ihn, auch wenn wir ihn nur schwer begreifen. „Heilung ist Arbeit" hat der amerikanische Philosoph Ralph Waldo Emerson (1803 – 1882) gesagt. Heilung ist auch persönliche Entwicklung, Wachstum. Und Wachsen dauert seine Zeit, beim Menschen wie bei den Pflanzen und Tieren in der Natur.

Natürlich ist eine Heilung mit den Schüßlermethoden nur dort möglich, wo ein Krankheitsprozeß überhaupt noch umkehrbar ist.

Eine Schrumpfniere kann sich auch mit biochemischen Salzen nicht wieder zu einem normalen, voll funktionsfähigen Organ entwickeln. Schüßler selbst hat das immer wieder betont. Doch bei umkehrbaren Krankheiten – und das sind glücklicherweise die meisten – liegt die Heilungsquote ungewöhnlich hoch, nämlich bei 90 Prozent. In manchen Fällen wird sogar in annähernd 100 Prozent der Behandlungen eine Heilung erzielt.[*] Aber selbst bei Krebs, Zirrhosen, Multipler Sklerose, arthritischen Gelenken ist zumindest Linderung möglich. Gelegentlich sind selbst hier Heilungen berichtet worden.

Der ungewöhnlich große Erfolg der Schüßlermethoden hat in vielen Ländern zur Gründung von Sanatorien und Kliniken geführt, die unzähligen Kranken helfen konnten. Das bekannteste ist wahrscheinlich das Dr.-Schüßler-Sanatorium in Hahnenklee -Bockswiese im Harz. Außerdem gibt es einen Biochemischen Bund als Dachorganisation und viele, viele Landesverbände und Biochemische Gesundheitsvereine in fast allen größeren Städten der Bundesrepublik, der Schweiz und den Niederlanden. Eine sechsmal jährlich erscheinende Zeitschrift für Biochemie und natürliche Gesundheitspflege „Wege zur Gesundheit" sorgt für regen Informationsfluß und Gedankenaustausch unter den unzähligen Anhängern der Schüßler-Heilmethoden.[**] Sie alle zusammen praktizieren das Selbsthilfeprinzip im Gesundheitsbereich schon seit Jahrzehnten, als die heute in vielen Lebensbereichen sich organisierenden Selbsthilfegruppen selbst als Idee noch nicht existierten.

Schüßlersalze bezeichnet man in Fachkreisen oft als Konstitutionsmittel. Diese Bezeichnung drückt aus, daß es sich um tiefgreifend in die körperlichen und psychischen Bereiche der gesamten Persönlichkeit hineinwirkende Heilimpulse handelt. Sie wirken auf der feinstofflichen Ebene selbst bei scheinbar ererbten Leiden und bei psychischem Krankheitsgeschehen, beispielsweise bei Depressionen, heilend. Jede Krankheit hat ja stets auch eine psychische Seite, die sich einfach als Entmutigung, Verzweiflung, Verzagtheit, Kraftlosigkeit, Unruhe, Hektik oder Antriebslosigkeit äußern kann. Eine Reihe der Schüßlersalze setzen mit ihrer Wirkung direkt bei der Funktion der Nervenzellen an. Sie haben sich speziell bei psy-

---

[*]Schleimer 1994², 14
[**]Ein Verzeichnis wichtiger Anschriften hierzu finden Sie am Schluß dieses Buches.

chischen Erkrankungen und allen möglichen Nervenleiden bewährt. (Nähere Informationen hierzu finden Sie bei der Beschreibung der einzelnen Schüßlersalze im Kapitel 15.)

KAPITEL 4

Wie die Dr. Schüßler-Mineralstoffe wirken

Nachdem Dr. Schüßler die fast unglaubliche Heilwirkung seiner Mineralstoffe entdeckt hatte, erklärte man sich diese Wirkungsweise noch längere Zeit lang ganz einfach so: Der Mangel an einem bestimmten Salz bewirkt bestimmte Krankheitserscheinungen im Organismus. Führt man dem Körper nun dieses fehlende Salz zu, so wird dieser Mangel ausgeglichen. Heilung tritt ein.

Ganz so einfach ist die Sache in Wahrheit nicht. Die dem Körper zugeführten Schüßlersalze in homöopathischer Verdünnung sind in ihrer Menge viel zu gering, als daß sie das fehlende Salz im Körper ersetzen könnten. Schüßler selbst hat das schon ganz klar gesehen. Heute gilt als sicher: Die Schüßler-Minerale wirken als gezielte Reize oder Impulse. Bringt man sie in homöopathisch verdünnter Form in den Körper ein, so wird in dem bisherigen krankhaften Zustand etwas in Unruhe versetzt. Elektro-chemische Veränderungen, die bei allen Lebensprozessen eine außerordentlich wichtige Rolle spielen, treten ein. Sie stellen die Harmonie der Gesundheit wieder her. Der Organismus ist nun selbst wieder in der Lage, sich die fehlenden Minerale aus der Nahrung zu beschaffen. Dort sind sie ja in ausreichender Menge vorhanden. Nur hat eben der kranke Organismus die Fähigkeit verloren, sie aus der Nahrung zu entnehmen.

Einige Wissenschaftler ordnen die biochemische Heilmethode Dr. Schüßlers in die Homöopathie ein. Viel spricht dafür, daß dieser Ansatz richtig ist. Immerhin war Dr. Schüßler ja ursprünglich ein homöopathisch arbeitender Arzt. Von da aus gelang ihm die Entdeckung seiner biochemischen Heilmethode.

Andere Forscher vergleichen die Heilwirkungen der Mineralstofftherapie eher mit denen der Heilquellen. Auch sie enthalten ja eine Vielzahl chemischer Salze und Wirkstoffe in Wasser gelöst und entfalten ihre heilende Wirkung, wenn man von diesem Wasser trinkt oder darin badet.

In der Tat kommen in vielen bekannten Heilquellen die von Schüßler verwendeten Minerale vor. Das Mittel Kalium phosphat findet sich beispielsweise in der Carlsquelle in Bad Hermannsborn. Natrium und Phosphoricum-Ionen finden sich besonders im Quellsalz, das aus den Mergentheimer Heilquellen gewonnen wird. Hier schließt sich der Kreis, denn Dr. Schüßler kam durch das Studium der Bäderlehre zur Begründung seines biochemischen Heilsystems.

Schüßler selbst sprach von Molekülbewegungen, um seine durch langjährige Erfahrungen am Krankenbett entwickelte Lehre theoretisch zu begründen. Heute weiß man, daß seine Minerale in gelöster Form aus positiv oder negativ geladenen Ionen bestehen. Man führt die biologische Wirksamkeit der Minerale auch auf ihre elektrische Ladung zurück. Die wichtigsten Ionen mit positiver Ladung sind Kalium, Calcium, Natrium, Magnesium. Negativ elektrisch geladen sind dagegen die Chloride, Phosphate und Sulfate. Das elektrische Gleichgewicht in der Körperflüssigkeit wird dadurch hergestellt, daß sich die positiven und die negativen Ionen ausgleichen.

In ihrer elektrolytischen Zusammensetzung unterscheiden sich die verschiedenen Körperflüssigkeiten deutlich voneinander. So bildet Kalium beispielsweise das wichtigste positiv geladene Ion innerhalb der Zellflüssigkeit. Wenn der Körper neues Gewebe bilden will, so braucht er dafür außer Eiweiß auch Kalium in genügender Menge. Kaliumionen aktivieren den Zellstoffwechsel. Die Zellen unseres Körpers enthalten daher 60mal mehr Kalium als die Umgebung außerhalb der Zellen.

Natrium dagegen beherrscht als positiv geladenes Ion die Flüssigkeit außerhalb der Zellen. Es bildet den Gegenspieler zu Kalium und hält das Säure-Basen-Gleichgewicht aufrecht. Stimmt dieses Gleichgewicht nicht, so treten typische Krankheitserscheinungen durch Über- oder Untersäuerung auf. Durch Zuführen der zu schwach funktionierenden Minerale läßt sich hier gegensteuern und das natürliche Gleichgewicht wiederherstellen.

Calcium kommt wie Natrium fast nur außerhalb der Zellen vor. In elektrisch geladenem Zustand hält es ebenfalls das Säure-Basen-Gleichgewicht in Ausgleich. Während Kalium die Erregbarkeit der Zellen steigert, dämpft Calcium sie. Der Rhythmus des Herzschlags ist vom Vorhandensein von Calcium-Ionen abhängig. Die Blutgerinnung kann ohne Calcium nicht stattfinden.

Auch das Magnesium mit seiner positiven elektrischen Ladung wirkt einerseits dem Calcium entgegen. Auf der anderen Seite dämpft es die Erregbarkeit der Nerven, ähnlich wie Calcium sie normalisiert.

Die negativ geladenen Chlor-Ionen kommen innerhalb der Zellen fast nicht vor. In der Flüssigkeit außerhalb der Zellen beherrschen sie aber die Regulierung des Flüssigkeitsdrucks und -austauschs.

Besonders viele regulierende Eigenschaften haben die negativ geladenen Phosphorsäure-Ionen. Sie steigern die Erregbarkeit der Nerven und greifen in den Zucker- und Kalkstoffwechsel vor allem im Muskelgewebe ein.

Schwefelsäure, die in einigen Schüßlersalzen enthalten ist, spielt eine besonders wichtige Rolle bei den Entgiftungsvorgängen im Leberstoffwechsel. Außerdem hat sie enge Beziehungen zur Eiweißbildung und dem Stoffwechselgeschehen in den Zellen.

Eisen befindet sich im menschlichen Körper in chemischer Bindung an Eiweiß. Es ist unentbehrlich bei allen Verbrennungsvorgängen innerhalb des komplizierten Stoffwechselgeschehens in den Zellen. Das Vorhandensein von Eisen ermöglicht erst das Aufnehmen und Aktivieren von Sauerstoff im Körper.

Silicium ist nach Sauerstoff das am meisten auf der Erde verbreitete Element. Trotzdem kommt Silicium im menschlichen Organismus nur in Spuren vor. Daß es einen wichtigen Einfluß auf das Bindegewebe hat, konnte in den vergangenen Jahrzehnten in vielen Experimenten bewiesen werden. Beobachtungen an Menschen mit Staublunge (Silikose) ergaben, daß Silicium schon in sehr geringer Menge eine Reizwirkung auf die Neubildung von Bindegewebe ausübt. Die Beobachtungen Dr. Schüßlers ließen sich so voll bestätigen. Ebenso ließ sich auf diese Weise die uralte Methode der Volksmedizin wissenschaftlich erklären, nach der man bei Lungentuberkulose kieselsäurehaltige Aufgüsse und Extrakte aus Schachtelhalm dem Kranken verabreichte.

Damit bahnt sich ein weiterer Weg zum wissenschaftlichen Verständnis der Heilerfolge Dr. Schüßlers an: In der modernen Medizin gewinnt das Verständnis der sogenannten Spuren- oder Bioelemente eine immer größere Bedeutung. Unter Spuren- oder Bioelementen versteht man chemische Grundstoffe, die im Organismus der Pflanzen, Tiere und des Menschen nur in sehr geringer Menge vorkommen. Erst von einem kleinen Teil dieser Elemente ist bis jetzt die biologische Bedeutung bekannt. So weiß man beispielsweise, daß das blutbildende Vitamin B 12 Kobalt enthält und der rote Blutfarbstoff Eisen. Manche Spurenelemente gelangen nur mit der Nahrung in unseren Körper, und sie werden wieder ausgeschieden. Fehlen sie, so wirkt sich das sehr nachteilig auf alle Lebensprozesse aus. Die wichtigsten dieser Spurenelemente, Eisen, Fluor und Silicium, sind Bestandteil der Schüßler-Mineralien, obwohl die Wissenschaft zur Zeit Schüßlers noch kaum etwas über das Vorhandensein und die Wirkungsweise der Spurenelemente wußte. Selbst heute sind ihre Rätsel noch längst nicht gelöst. Die Forschung steht erst am Anfang.

Kapitel 5

Wer war Dr. Schüßler?

Wilhelm Heinrich Schüßler wurde am 21. August 1821 in Zwischen-ahn, einer kleinen Stadt im Oldenburgischen, geboren. Über seine Jugendzeit ist wenig bekannt, nur daß er in wirtschaftlich beschei-denen Verhältnissen aufwuchs. Sein Vater war Steuerbeamter. Er konnte seinem Sohn trotz seiner bereits früh erkennbaren hohen Begabung den Besuch „höherer" Schulen nicht ermöglichen.

Dennoch erwarb sich Schüßler bereits in jungen Jahren durch Selbst-studium ausgezeichnete Kenntnisse in zahlreichen Fremdsprachen. Er beherrschte Latein, Griechisch, Französisch, Englisch, Spanisch und Italienisch fließend und lernte zusätzlich noch den altindischen Sanskrit. So verdiente er seinen Unterhalt bereits sehr früh, indem er Unterricht in fremden Sprachen erteilte. Doch sein eigentliches Inter-esse ging eher in die Richtung der medizinischen Wissenschaft.

Schüßler setzte sich vor allem mit der damals neu aufkommen-den Homöopathie-Lehre Samuel Hahnemanns auseinander mit dem beruflichen Ziel, homöopathischer Laienbehandler zu werden. Sein Bruder muß erkannt haben, wie ernst ihm dieses Anliegen war. Er ermöglichte Schüßler daraufhin das medizinische Hochschulstudi-um. Bereits über 30 Jahre alt, begann Schüßler sein Studium – ohne Abitur- an den Universitäten Paris, Berlin und Gießen. Schon nach zweieinhalbjährigem Studium erwarb er die medizinische Doktor-würde. Es folgten noch ein paar Semester in Prag. Doch ehe Schüß-ler das Staatsexamen ablegen konnte, mußte er das ihm fehlende Abitur nachholen. Das geschah am Gymnasium in Oldenburg, wo man ihn nach bestandener Reifeprüfung mit den für uns heute et-was ungewöhnlich erscheinenden Worten beglückwünschte: „Herr Doktor, Sie haben Ihr Abitur mit ‚sehr gut' bestanden!"

Nach Ablegen seines medizinischen Staatsexamens ließ sich Schüßler, inzwischen fast 36 Jahre alt, als praktischer Arzt in Ol-denburg nieder. In den ersten Jahren seiner sehr erfolgreichen Arzt-tätigkeit widmete er sich ganz der Homöopathie. Er veröffentlichte viel und kämpfte für die Verbreitung der damals noch neuen Rich-tung gegen die etablierten Medizinpäpste seiner Zeit.

Aber Schüßler war auch ein Kritiker der Homöopathie. Ihn störte die gewaltige und ständig weiter zunehmende Fülle der Heilmittel, die zudem immer mehr in Mischungen eingesetzt wurden. Er bemühte sich, eine scharf begrenzte Behandlungsmethode zu schaffen, eine Therapie mit nur wenigen Mitteln im Gegensatz zum unübersehbar großen Arzneischatz der Homöopathie. Ihn störte die relativ umständliche Anwendbarkeit der Homöopathie. Sie erschien ihm in der Praxis am Krankenbett als zu wenig praktikabel, weil der Behandelnde unter Umständen viele Stunden Zeit braucht, bis er das richtige Mittel mit Hilfe komplizierter Nachschlagewerke herausfindet.

Nach 15 Jahren homöopathischer Arzttätigkeit konzentrierte sich Schüßler ausschließlich auf die Behandlung von Krankheiten mit feinverteilten biochemischen Salzen. Zunächst verwandte er zwölf, später nur noch elf Mineralstoffe, die er zu einem äußerst erfolgreichen, umfassenden Heilsystem ausbaute. Wie so oft bei großen Entdeckungen und Erfindungen, so liegt auch bei Schüßlers Methode das Geniale in der Einfachheit. Im Laufe vieler Jahre verfeinerte Dr. Schüßler seine biochemische Methode immer mehr. Er beobachtete die Reaktionen seiner Patienten am Krankenbett und fand heraus, daß die Menschen je nach ihrem Konstitutionstyp unterschiedlich auf die Anwendung seiner Mineralstoffe reagierten. Je länger er an der Verfeinerung seiner Behandlungsmethode arbeitete, um so stärker wuchs in ihm die feste Überzeugung, mit den im menschlichen Körper enthaltenen Salzen alle Krankheiten heilen zu können, soweit sie überhaupt umkehrbar sind, also noch kein Substanzverlust eingetreten ist. Abgestorbene Zellen, der Verlust von Organen oder Gliedmaßen, körperliche Mißbildungen können selbstverständlich auch mit Schüßlersalzen nicht geheilt werden. Auch akute Vergiftungen lassen sich nicht, oder jedenfalls nur unterstützend, mit Hilfe der biochemischen Mineralstoffe beheben.

Dr. Schüßler selbst kommt in seinem Hauptwerk „Eine abgekürzte Therapie" zu der recht bedeutsamen Aussage:

Die biochemischen Mittel genügen nach richtiger Wahl angewendet, zur Heilung aller durch innerliche Mittel heilbaren Krankheiten.

Die im Blute und in den Geweben vertretenen anorganischen Stoffe genügen zur Heilung aller Krankheiten, welche überhaupt heilbar sind.

Der Kreis der unheilbaren Krankheiten ist bei der Anwendung biochemischer Methoden wesentlich kleiner als bei anderen Behandlungsmethoden. So gelten beispielsweise in der herkömmlichen Medizin die Osteoporose (Schwund der Knochenmasse) oder Bandscheibenschäden als nicht heilbar. Auch bei schweren Nervenleiden oder bei hartnäckiger Migräne versagt die ärztliche Kunst weitgehend. Alle diese Erkrankungen können aber mit den biochemischen Methoden Dr. Schüßlers einwandfrei und dauerhaft geheilt werden.[*]

---

[*]Kirchmann 1962, 22

KAPITEL 6

Wie die Sache mit den Schüßler-Mineralen weiterging oder:
Schüßlers Nachfolge

Mehr als 25 Jahre lang sammelte Dr. Schüßler Erfahrungen mit seiner Mineralstofftherapie. Viele Tausende von – teilweise hoffnungslos – Erkrankten konnte er heilen. Dennoch entstand, als er 1898 an einem Schlaganfall starb, ein Vakuum: Es wurde still um seine Entdeckung. Vielleicht lag dies daran, daß Schüßler zeit seines Lebens ein streitbarer Mann gewesen war, kompromißlos, der vielleicht manchen seiner möglichen Anhänger vor den Kopf stieß. Er verstand es offenbar nicht, eine „Schule" zu begründen, seine Methoden durch Publikationen und intellektuellen Austausch mit Kollegen und Interessierten weiterzugeben. Seine wenigen Schriften waren knapp gefaßt, eher verschlossen, schwer verständlich, vor allem für Laien. Im Grunde war Dr. Schüßler ein Einzelgänger, aufrecht, kämpferisch, der seinen Weg unbeirrbar ging, an Ruhm und Geldgewinn nicht sonderlich interessiert (im Gegensatz zu vielen seiner Kollegen heute). In erster Linie ging es ihm um seine Patienten und um den Ausbau seiner biochemischen Methode. Für diese Ziele setzte er seine ganze Kraft ein. Alles andere, Querelen, Eifersüchteleien, Macht, Ansehen, interessierte ihn wenig.

So kam es, daß nach dem Tode Schüßlers nur ein Arzt, ebenfalls in Oldenburg, nach seiner Methode weiterarbeitete. Die unzähligen Kranken, die durch die Anwendung seiner Mineralstofftherapie Hilfe erfahren hatten, standen jetzt hilflos da.

Aus dieser Notsituation heraus entstand bereits um die Jahrhundertwende etwas ungeheuer Modernes, der Zeit weit Vorausgreifendes: Die Patienten bildeten Selbsthilfegruppen, wie wir sie erst heute wieder finden. Sie trafen sich regelmäßig, um ihre Erfahrungen auszutauschen. Sie gründeten sogenannte Biochemische Vereine überall in Deutschland, schon vor dem Ersten Weltkrieg. Abgelehnt von der offiziellen Ärzteschaft, gewannen sie Heilpraktiker zur Beratung und Anwendung der Dr.-Schüßler-Methode. Sie schlossen sich nach dem Ende des Ersten Weltkriegs in einer Dachorganisation, dem „Biochemischen Bund Deutschlands e.V." zusammen. Er zählte in seiner Blütezeit nahezu eine halbe Million eingeschriebener Mitglieder. In den Nachbarländern, vor allem in der Schweiz, bildeten sich bald ähnliche Vereinigungen, die noch heute bestehen und äußerst lebendig wirken und arbeiten.

In Deutschland verbot Hitler den „Biobund" wie alle vergleichbaren Vereine, Bünde und Organisationen, um alle sozialen, politischen und gesellschaftlichen Aktivitäten unter seine Kontrolle zu bringen. Nach 1948 fanden Neugründungen statt. Aber die Ideen Dr. Schüßlers fanden zunächst nicht wieder eine so starke Verbreitung, wie sie einmal bestanden hatte.

Doch seit einigen Jahren zeichnet sich ein Comeback ab. Das hängt ganz sicher mit dem neu entstehenden Gesundheitsbewußtsein der Menschen zusammen, die begreifen, daß Heilung nur ganzheitlich, in Einklang mit der Natur und nicht über den Gift-, Reparatur- und Apparatebetrieb der etablierten Schulmedizin gelingen kann.

Selbsthilfegruppen schießen inzwischen wie Pilze aus dem Boden. In ihnen schließen sich Patienten zusammen, um ihre Erfahrungen mit alternativen Heilmethoden auszutauschen, zu erproben, neue Erfahrungen dort zu gewinnen, wo sie sich von den professionellen Heilern im Stich gelassen fühlen. Immer mehr Menschen begreifen, daß sie die Verantwortung für ihre Gesundheit nicht länger beim Arzt abgeben können. Sie wollen sich nicht länger von Experten in Weiß bevormunden lassen, sondern selbst erfahren, was für ihren Körper, ihre Seele, ihren Geist heilsam ist oder schädlich.

Die Schüßler-Methode eignet sich gerade wegen ihrer Klarheit, Überschaubarkeit und einfachen Anwendbarkeit als Möglichkeit gesundheitlicher Selbsterfahrung. Eine Art Hausapotheke bestehend aus den elf Schüßlermineralen kann sich jeder leisten – finanziell, wie von seiner Fähigkeit zur Selbsterprobung und Selbstanwendung her. Dazu muß man kein wissenschaftlich gebildeter Experte sein. Wichtig ist nur, die Grenzen zu erkennen und einzuhalten, wann akute Krankheiten in die Hand dafür speziell ausgebildeter Heiler gehören und nicht aus womöglich gutgemeinter Helfermentalität selbst mit dem Gesetz in Konflikt zu kommen, das jede entgeltliche Heiltätigkeit an das Vorliegen staatlicher Genehmigungen knüpft.

Inzwischen, das muß fairerweise auch gesagt werden, beginnen die starren Fronten zwischen der Schulmedizin auf der einen Seite und der Naturheilweise auf der anderen sich glücklicherweise aufzuweichen: Immer mehr Ärzte begreifen, daß die Pharmaziegifte in den meisten Fällen keine echte Hilfe für die Patienten bedeuten, sondern nur neue, von ihnen selbst erzeugte Krankheiten produzieren. Mehr Offenheit und mehr Toleranz scheinen sich anzubahnen. Man schaut schon einmal über den eigenen Tellerrand, ohne gleich über die „absurden" Methoden eines Kollegen oder gar eines Heilpraktikers die Nase zu rümpfen.

Es gibt, etwa seit den 20er Jahren dieses Jahrhunderts beginnend, immer mehr Sanatorien und Kliniken, die nach der Schüßlermethode arbeiten. Die Hoffnung erscheint berechtigt, daß sich diese positive Entwicklung fortsetzt: Weg vom medizinischen Reparaturwerkstattdenken, hin zur Stärkung der Selbstverantwortlichkeit des Patienten und zur Anwendung natürlicher Heilmethoden, wie der von Dr. Schüßler entwickelten Mineralstofftherapie.

Manchmal entwickeln sich einzelne Menschen auf dem Weg durch ihr eigenes Leiden zu tatkräftigen Anhängern der Heilmethode, die ihnen selbst geholfen hat. Dr. Kurt Hickethier, einer der Pioniere der Schüßlertherapie, litt seit jungen Jahren an der unheilbaren Bechterewschen Krankheit. Mit Hilfe der Schüßler-Mineralstofftherapie erreichte er immerhin dauerhaft Beschwerdefreiheit. Er baute und leitete in seinem Leben mehrere Kurhäuser und Schüßlerheime, die bis heute bestehen und erfolgreich sein Wissen anwenden und weitergeben. Bereits im Jahre 1926 verlieh das Pittsburgh College of Naturopathy ihm die Ehrendoktorwürde für seine Verdienste um die Förderung und die Weiterentwicklung der Gedanken Dr. Schüßlers. Offenbar bestand in der Neuen Welt damals schon weit mehr Aufgeschlossenheit gegenüber unkonventionellen Naturheilmethoden als bei uns heute. Vielleicht gilt auch nur der Prophet nichts im eigenen Vaterland.

KAPITEL 7

Wie Dr. Schüßler die Wirkung seiner
Mineralstoffe entdeckte

Jede große Erfindung und Entdeckung hat eine lange und meist span-
nende Vorgeschichte. So lohnt es sich auch, den Spuren der Dr.
Schüßler-Therapie nachzugehen und den Hintergrund ein wenig aus-
zuleuchten, auf dem ihre Idee entstehen konnte.

Die Geschichte der Schüßlersalze beginnt im Meer, aus dem heraus sich ja alles Leben auf der Erde entwickelt hat. Das Meerwasser
enthält sie alle, die Lebenssalze, die wir brauchen, um gesund zu
werden und gesund zu bleiben.

Aber einiges mußte noch hinzukommen, ehe aus dem im Meer
enthaltenen Lebensprinzip eine praktikable Heilmethode entstehen
konnte. Schüßler mußte wesentlichen geistigen Strömungen begegnen, sie verarbeiten, verändern, ablehnen, umschmelzen, ehe seine
ureigenste, völlig neue Heilmethode sich entwickelte.

Da ist zunächst die Homöopathie. Ihr Begründer, der Arzt Chri-
stian Friedrich Samuel Hahnemann (1755 – 1843), stieß beim Studium alter Fachliteratur auf einen einzigen Satz, der sein ganzes Le-
benswerk bestimmen und die Entwicklung der Heilkunst bis in unsere Zeit hinein entscheidend beeinflussen sollte. Dieser Satz lautet: Similia similibus curantur – Ähnliches wird mit Ähnlichem geheilt. Oder konkreter ausgedrückt: Dasselbe Mittel, das eine Krankheit hervorruft, heilt diese Krankheit, wenn es in entsprechend hoher Verdünnung verabreicht wird.

Hierzu ein Beispiel, das dieses Heilprinzip deutlich werden läßt:
Rhabarber führt, wenn man viel davon ißt, Durchfall herbei. In hoher Verdünnung aber wirkt Rhabarber entgegengesetzt: Er bekämpft
den Durchfall.

Mit dieser homöopathischen Ähnlichkeitsregel hatte übrigens schon
Jahrhunderte vorher einer der ersten großen Ärzte in unserem Kulturraum, Paracelsus (1493 – 1541), gearbeitet, allerdings in einer anderen Form als Hahnemann. Paracelsus hatte die Ähnlichkeit eher auf
das optische Erscheinungsbild bestimmter Heilpflanzen bezogen und
es in Beziehung gesetzt zum Erscheinungsbild der Krankheit.

Schüßler war von der Lehre Hahnemanns tief beeindruckt. Und er wandte sie in seiner Praxis lange Jahre sehr erfolgreich an.

Ein weiterer wichtiger Mosaikstein auf dem Weg zu Schüßlers Mineralstoff-Therapie war die Begegnung mit der Lehre des berühmten Zellexperten Rudolf Virchow (1821 – 1902). „Das Wesen der Krankheit ist die Krankheit der Zelle", so lautet ein Satz Virchows, der seine Lehre in ihren Grundzügen umreißt. Demnach sind die Krankheitserscheinungen des Organismus Ausdruck einer gestörten Funktion der krankhaft veränderten Zelle. Schüßler traf diese Lehre mitten im geistigen Aufbruch, als er sich aus seinen Bindungen zur Homöopathie zu lösen und sein eigenes Heilverfahren zu entwickeln begann.

Den letzten, entscheidenden Anstoß auf seinem Weg erhielt Schüßler durch die Lehre eines der bedeutendsten Physiologen[*] des 19. Jahrhunderts, Jakob Moleschott (1822 – 1893), der heute fast vergessen ist. Moleschott stammte aus Holland und lehrte an der Universität in Rom. In seinem Werk findet sich ein Satz, der bei Schüßler auf fruchtbaren Boden fiel. Dieser Satz lautet:

Der Bau und die Lebensfähigkeit der Organe sind durch die notwendigen Mengen der anorganischen Bestandteile bedingt.

Geht man nur einen kleinen Schritt weiter, so läßt sich aus diesem Satz der Gedanke herleiten: Gesund bleiben kann der Mensch nur, wenn die notwendigen Mineralstoffe in seinem Körper vorhanden sind. Fehlen sie, so braucht er geeignete Impulse, die ihm helfen, den vorhandenen Mineralstoffmangel selbst zu beheben. Das ist, auf einen knappen Nenner gebracht, die Ausgangsbasis für die von Schüßler entwickelte Therapie.

---

[*]Physiologie ist die Lehre von den normalen Lebensvorgängen.

KAPITEL 8

Die einzelnen Schüßler-Mineralstoffe und ihre Anwendungsbereiche: ein erster Überblick

Dieses Kapitel will Ihnen einen ersten Überblick zur Orientierung über die einzelnen Schüßler-Mineralstoffe ermöglichen. Der Wirkungskreis der Mittel wird deshalb hier nur sehr knapp in Stichworten umrissen. Eine ausführliche Darstellung der Wirkungsweise finden Sie im Kapitel 15 und im Kapitel 9.2 über die Antlitzdiagnostik.

Nr. 1 Calcium fluoratum
Zähne und Knochen, elastische Fasern und Oberhautzellen

Nr. 2 Calcium phosphoricum
Zähne und Knochen, Kräftigungs- und Blutregenerierungsmittel (bei Blutarmut und Schwächezuständen)
Nervenmittel, Blutungen, Frauenmittel, eiweißartige Absonderungen

Nr. 3 Ferrum phosphoricum
Fiebermittel
Entzündungsmittel im ersten Stadium
Schmerzmittel
Muskelmittel

Nr. 4 Kalium chloratum
Entzündungsmittel der zweiten Stufe
weiße, weißgraue Absonderungen
Schleimhäute
Drüsen

Nr. 5 Kalium phosphoricum
Nervenmittel
Lähmungen

faulige und brandige Absonderungen
Infektionen
Fieber über 39 Grad

Nr. 6 Kalium sulfuricum

Entzündungsmittel der dritten Stufe
Schleimhäute
gelbe, schleimige Absonderungen
venöser Blutkreislauf

Nr. 7 Magnesium phosphoricum

Nervenmittel
Gehirn und Rückenmark
Krämpfe und Koliken

Nr. 8 Natrium chloratum (Natrium muriaticum)

Blutarmut und Bleichsucht
Blutverwässerung
salzige Absonderungen

Nr. 9 Natrium phosphoricum

Übersäuerungskrankheiten
honiggelbe, rahmartige Absonderungen

Nr. 10 Natrium sulfuricum

Ausscheidungsmittel
Leber, Galle, Nieren, Darm
grünlich-gelbe Absonderungen, bitterer Mundgeschmack

Nr. 11 Silicea

Bindegewebe
Nägel und Haare
Schweißregulierung
Eiterungen
Harnsäure
Drüsen, Rachitis

KAPITEL 9

Wie Sie selbst herausfinden können, welches Heilsalz Ihr Körper braucht

Dieses Kapitel stellt eine Reihe von Diagnosemöglichkeiten vor, die Ihnen helfen herauszufinden, welche Schüßlersalze Ihr Körper benötigt, um gesund zu werden.

Nicht notwendig ist, daß Sie alle hier wiedergegebenen Methoden beherrschen und anwenden. Dieses Kapitel will nur einen Überblick über die bestehenden diagnostischen Chancen geben. Vielleicht liegt Ihnen eine Diagnosetechnik besonders gut. Eine andere lehnen Sie womöglich ab, oder Sie können mit ihr nichts anfangen. Das alles ist in Ordnung so. Am besten lesen Sie sich dieses Kapitel erst einmal in Ruhe durch und entscheiden sich dann für eine Diagnosemethode, von der Sie das Gefühl haben, mit ihr könnten Sie weiterkommen. Die anderen Methoden können Sie getrost erst einmal vergessen. Vielleicht greifen Sie später auf sie zurück, wenn Sie sich schon sicherer fühlen oder Ihr Wissen um die Diagnostik nach der Schüßlermethode erweitern möchten. Dieses Kapitel bietet Ihnen also eine Reihe von diagnostischen Möglichkeiten an, aus der Sie Ihre Auswahl treffen können.

9.1 Herausfinden des geeigneten Schüßler-Minerals anhand der Wirkungsbeschreibung in Kapitel 15

Die am einfachsten und am sichersten anwendbare Methode festzustellen, welche Schüßler-Minerale dem kranken Organismus fehlen, ist folgende:

Sie lesen die in Kapitel 15 ausführlich beschriebenen Krankheitszeichen bei Fehlen der einzelnen Salze sorgfältig durch. Wo bei der Beschreibung eines Schüßlersalzes mehrere Symptome zutreffen, können Sie schon ziemlich sicher sein, das richtige Mineral gefunden zu haben, das dem Körper fehlt.

Wenn Sie wollen, können Sie Ihre Diagnose nun mit Hilfe anderer, in diesem Kapitel beschriebener Methoden zusätzlich erhärten.

So werden Sie leicht feststellen, ob Sie tatsächlich eine richtige Spur gefunden haben.

9.2 Die Antlitzdiagnostik: Mineralstoffmangel spiegelt sich im Gesicht wider

In der jahrzehntelangen praktischen Anwendung der Dr. Schüßler-Mineralstoff-Therapie hat sich immer wieder bestätigt: Der Mangel an einem bestimmten Lebenssalz zeigt sich durch typische Zeichen, die man im Gesicht des Kranken ablesen kann. Das erfordert zwar ein wenig Übung. Die Antlitzdiagnostik läßt sich aber auch für den Laien leicht anhand der in diesem Kapitel wiedergegebenen Typenmerkmale erlernen.

Die Anzeichen, welche man im Gesicht ablesen kann, zeigen immer den Hauptmangelzustand an, unter dem dieser Kranke leidet. Manchmal ergeben sich gleichzeitig Hinweise für das Fehlen mehrerer Salze im Gesicht des Kranken. Bei den meisten Menschen heute fehlen aber vor allem wegen der immer schlechteren Ernährungsqualität, aber auch infolge von Hektik und Streß meist mehrere Lebenssalze gleichzeitig, ohne daß sich dies mit den Methoden der Antlitzdiagnostik erkennen läßt. Deshalb ist es gut, wenn Sie sich bei Ihrer Diagnose nicht allein auf die Merkmale verlassen, die Sie im Gesicht des Kranken ablesen können, sondern auch die eine oder andere der in diesem Kapitel wiedergegebenen Diagnosemöglichkeiten zusätzlich berücksichtigen.

Als Faustregel gilt: Im Gesicht des Kranken läßt sich das Fehlen des für diesen Menschen wichtigsten Salzes ablesen. Darüber hinaus sollte aber auf das Fehlen weiterer Schüßler-Mineralstoffe geachtet werden.

Die Merkmale, an denen Sie das Fehlen der einzelnen Schüßlersalze im Gesicht erkennen können

Calcium fluoratum Nr. 1

WÜRFELFALTEN,
RÖTLICH–SCHWÄRZLICH

Beim Fehlen dieses Salzes zeigen sich meist kleine Längs- und Querfalten (Würfelfalten) an den inneren Augenwinkeln, dort wo Augenpartie und Nase sich berühren. Diese Falten bilden sich auf einem rötlichschwärzlichen Hautuntergrund, der wie ein Schatten um die Augen aussieht. Diese Würfelfalten finden sich selbst schon bei Neugeborenen. Sie können auf einen Mangel an Calcium fluoratum bei der Mutter zurückzuführen sein. Oft sind die gleichen Mangelzustände bei mehreren Mitgliedern einer Familie verbreitet. Sie wirken dann wie erblich.

Calcium-fluoratum-Mangel kann auch an einer übermäßigen Hornhautbildung vor allem an den Händen zu erkennen sein. Bei manchen Menschen führt er zur Bildung von Hühneraugen, Schwielen an Händen oder Füßen und zur Bildung einzelner Schuppen im Gesicht.

Calcium phosphoricum Nr. 2

WÄCHSERNE HAUT,
BLÄSSE

Bei Mangel an diesem Salz läßt sich oft eine ausgesprochen wächserne Beschaffenheit der Haut im Gesicht, an der Stirn, der Nasenwurzel und den Ohren beobachten. Das Aussehen erinnert an Wachspuppen und wirkt, wie man im Volksmund sagt, meist „käsig".

Für den Anfänger ist manchmal die Abgrenzung zum Mangelzustand an Kalium chloratum (Nr. 4) nicht ganz einfach. Die dort auftretende Blässe geht aber stärker ins Bläuliche.

Ferrum phosphoricum Nr. 3

FERRUM–RÖTE,
SCHATTEN

Wenn jemand sich unwohl fühlt, etwa nach einer größeren körperlichen Anstrengung oder unmittelbar vor Ausbruch einer fieberhaften Krankheit, dann kann man dunkle Schatten an den inneren Augenwinkeln zur Nasenwurzel hin beobachten. Diese Schatten sehen bläulich-schwarz aus und sind ein Zeichen für Ferrum-phosphoricum-Mangel.

Tritt Fieber auf, so fällt die sogenannte Ferrumröte stärker auf. Die dunklen Schatten scheinen eher zurückzugehen. Die Ferrumröte ist ebenfalls Ausdruck für das Fehlen von Ferrum phosphoricum. Sie zeigt sich meist auf der Stirn und den Wangen. Bei Kindern glüht oft das ganze Gesicht.

Dieses intensive, hitzige Rot ist deutlich von der zarten Magnesia-Röte unterscheidbar, wie sie bei Fehlen des Salzes Nr. 7, Magnesium phosphoricum, auftritt.

Rechtzeitige und häufige Gaben des Ferrumsalzes können in diesem Stadium einen Infekt meist entscheidend abkürzen. Sie steigern die Immunabwehr, verhindern Muskelkater und helfen dem Organismus, sich schneller zu regenerieren.

Kalium chloratum Nr. 4

MILCHFARBENE HAUT,
BLÄULICH–WEISS,
RÖTLICH

Bei Menschen, die unter Mangel an Kalium chloratum leiden, fällt eine milchig-bläuliche oder milchig-rötliche Färbung auf, zunächst an den Augenlidern, dann aber auch im ganzen Gesicht. Manchmal, besonders bei jungen Frauen, findet sich diese Hauttönung auch an den Armen und schließlich über den ganzen Körper verteilt.

Oft leiden Menschen mit diesem Mangelzeichen zugleich unter Weißfluß oder unter geschwollenen Drüsen. Die Drüsen bereiten

Probleme, weil sie Mehrarbeit leisten müssen, denn das Blut liefert nicht die zur Zellerneuerung notwendigen Stoffe.

Kalium phosphoricum Nr. 5

ASCHGRAUE HAUT,
MÜDE,
WIE UNGEWASCHEN

Bei Bestehen von Mangel an Kalium phosphoricum läßt sich oft eine aschgraue Hautfarbe im Gesicht, vor allem um die Augen herum beobachten. Die Haut wirkt schmutziggrau. Es entsteht der Eindruck, als sei das Gesicht nicht gewaschen. Der Gesichtsausdruck ist oft müde, apathisch.

Menschen mit einem Mangel an dem wichtigen Lebenssalz Kalium phosphoricum sind meist sehr ruhebedürftig. Alles Denken beansprucht den Bestand an diesem Salz, das als wichtiges Nervenmittel gilt.

Kalium sulfuricum Nr. 6

BRAUN–GELBE HAUT

Mangel an Kalium sulfuricum zeigt sich vielfach durch die braungelbe Färbung entweder über das ganze Gesicht verbreitet oder nur in einigen Flecken. Je nach Hauttyp geht die Färbung ins Hellgelb oder ins Braungelbe, Ockerfarbene. Sie ist fast immer klar unterscheidbar von der gelblich-grünen Färbung bei Natrium-sulfuricum-Mangel (Nr. 10).

Das Braungelb bei Fehlen von Kalium sulfuricum läßt sich auch für den Unerfahrenen ziemlich klar erkennen und vom Aussehen eines braungebrannten Urlaubers unterscheiden. Es ist die Farbe, bei der man an das Vorliegen eines Leberleidens denkt. Oft trifft dies auch zu. Häufig leiden Menschen mit diesem Mangelzeichen aber auch unter Problemen ihres Sauerstoffhaushalts, unter Beklem-

mungen, Druck- oder Völlegefühl, Blähungen und Verdauungs-
störungen und unter Konzentrationsschwäche.

Magnesium phosphoricum Nr. 7

MAGNESIA–RÖTE,
ZART

Der Mangel an diesem Salz läßt sich an einer unnatürlichen Wan-
genröte erkennen. Es kann sich um ein leichtes Rosa handeln, das
sich manchmal blitzschnell über das ganze Gesicht ausdehnt und
mitunter ebensoschnell wieder verschwindet. Es ist die typische
Verlegenheitsröte, die sich auch bei „Reisefieber", Freude und Trauer
zeigt. Immer ist sie mit einem Gefühl innerer Unruhe und einer
gewissen Labilität des vegetativen Nervensystems verbunden.

Natrium chloratum (Natrium muriaticum) Nr. 8

GELATINEGLANZ,
GEDUNSEN

Bei langjährig andauerndem Mangel an diesem Lebenssalz wirkt
das Gesicht oft wässerig, gedunsen, aufgeschwemmt. Auf dem oberen und/oder dem unteren Augenlid findet sich meist ein feucht-
glänzender, gelatineartiger Belag, der sich manchmal auch auf der
Nase oder im ganzen Gesicht ausbreitet. Dieser Glasurglanz ist weg-
wischbar. Die Haut darunter wirkt matt. Doch sie ist schnell rege-
nerierfähig.
  Bei manchen Menschen, die unter Natrium-chloratum-Mangel
leiden, sondern die Augen auffallend schnell Tränenflüssigkeit ab,
schon bei leichtem Wind oder ähnlichen Reizeinflüssen.
  Kopfschuppen können ebenfalls ein Hinweis auf das Fehlen von
Natrium chloratum sein.

Natrium phosphoricum Nr. 9

FETTGLANZ, WEGWISCHBAR, MITESSER

Der Mangel an Natrium phosphoricum zeigt sich durch fettige Ausschwitzungen der Haut. Besonders auf dem Nasenrücken, oft aber auch im ganzen Gesicht fällt ein speckiger Glanz auf. Der Grund dafür ist eine Übersäuerung des Blutes. Der Organismus versucht, das bei Übersäuerung des Blutes anfallende, unbrauchbare Fett über die Haut auszuscheiden. Diese Fettausscheidungen durch die Haut können auch am ganzen Körper auftreten. Bei manchen Menschen nehmen sie so starke Formen an, daß ihnen die Brille laufend mit einer Fettschicht beschlägt. Selbst das Kopfkissen oder die Leibwäsche verschmutzt stark von den Fetten, die ihr Körper über die Haut ausscheidet. Dauert dieser Zustand über längere Zeit an, so bleibt das Fett schließlich in den Talgdrüsen stecken und füllt sie mit einem Pfropfen aus. Mitesser bilden sich.

Die Ursachen für das Bestehen eines Natrium-phosphoricum-Mangels liegen oft in Ernährungsfehlern (zuviel Süßigkeiten, Cola usw.). Die Folgen einer andauernden Blutübersäuerung zeigen sich verhältnismäßig spät, dann aber dramatisch. Zunächst fehlt eher das Gefühl, richtig gesund zu sein. Auch zeigen sich vorzeitige Alterserscheinungen, Harnübersäuerung, Weichteilrheuma, Neuralgien. Bei der typischen Pubertätsakne liegt meist ein Mangel an Natrium phosphoricum vor. Dieses Salz muß über längere Zeit eingenommen werden.

Natrium sulfuricum Nr. 10

GRÜNLICH–GELBE HAUT, ENTZÜNDLICHE RÖTE

Der Mangel an Natrium sulfuricum kann sich durch zwei unterschiedliche, markante Merkmale zeigen:

Häufig findet man bei Menschen, die unter Mangel an diesem Salz leiden, eine entzündliche Röte im Gesicht. Meist sind die Nase und die Wangen davon betroffen. Diese Röte kann wie bei Erfrierungen ins Bläulich-Violette übergehen. Das typische Bild der „Säufernase" entsteht, auch bei Menschen, die keinen oder nur wenig Alkohol trinken. Der Grund liegt darin, daß bei Menschen mit Natrium-sulfuricum-Mangel, wie bei Alkoholikern, der Stoffwechsel verringert ist.

Das zweite Merkmal für das Bestehen eines Mangels an Lebenssalz Nr. 10 ist die auffallend gelbe Gesichtsfarbe, die oftmals ins Grünliche geht. Sie kann im ganzen Gesicht auftreten. Oft zeigt sie sich nur durch einzelne Flecken, besonders in der Gegend der äußeren Augenwinkel, der Nasenwurzel und vor den Ohren.

Sieht das Gelb eher bräunlich aus, so kann dies ein Zeichen für Kalium-sulfuricum-Mangel (Nr. 6) sein, (falls der Betroffene nicht gerade frischgebräunt aus dem Urlaub oder dem Sonnenstudio kommt).

Silicea Nr. 11

GLASURGLANZ,
HOCHPOLIERT,
NICHT ABWISCHBAR

Bei Mangel an Silicea hat die Gesichtshaut einen glasurähnlichen Glanz, der sich nicht wegwischen läßt – im Gegensatz zu dem Fettglanz bei Natrium-phosphoricum-Mangel (Nr. 9), der sich entfernen läßt. Der Glasurglanz beginnt auf der Nasenspitze. Er breitet sich dann aber auch über die Wangen und schließlich über das ganze Gesicht aus. Die Haut wirkt wie auf Hochglanz poliert.

Ein weiteres Zeichen für Silicea-Mangel sind oftmals Krähenfüße, die Falten, die sich von den äußeren Augenwinkeln zu den Schläfen hinziehen. Auch die Falten neben den Ohren gelten als Zeichen einer Hauterschlaffung bei vorzeitigem Altern infolge des Fehlens von Silicea.

Durch Einnehmen dieses Salzes über längere Zeit tritt eine deutliche Verjüngung ein. Die Haut glättet sich wieder. Selbst die Haare gewinnen an Fülle und gesunder Kraft.

9.3 Der kinesiologische Muskeltest

Eine weitere geeignete Methode festzustellen, welche Schüßler-minerale der Körper braucht, bietet der kinesiologische Muskeltest. Er ist in Zusammenhang mit der Touch-for-Health-Bewegung (Heilen durch Berühren) bekanntgeworden. Inzwischen wenden ihn viele Heilpraktiker und Therapeuten zur Diagnose und zum Herausfinden geeigneter Heilmittel an.*

Um diesen Test durchführen zu können, brauchen Sie die Hilfe einer Freundin bzw. eines Freundes oder eines Mitglieds Ihrer Familie, zu dem eine gute Vertrauensbeziehung besteht.

Der Test geht so:

• Die Testperson steht aufrecht. In der rechten Hand hält sie eine Packung (oder eine Probe) des Schüßlersalzes, das getestet werden soll. Der linke Arm wird seitlich im rechten Winkel vom Körper weggestreckt.

• Der Testende stellt sich vor die zu testende Person. Er legt die linke Hand zur Stabilisierung auf die rechte Schulter der Testperson. Seine rechte Hand legt er auf den ausgestreckten linken Arm der Testperson, genau oberhalb des Handgelenks.

• Der Testende sagt der Testperson, daß er versuchen wird, ihren Arm herunterzudrücken, während sie versuchen soll, den Arm oben zu lassen.

• Der Testende drückt nun den Arm der Testperson ziemlich rasch und fest, aber nicht ruckartig nach unten. Es kommt darauf an, gerade so fest zu drücken, daß sich das Sperren des Armes der Testperson feststellen läßt, jedoch nicht so stark, daß der Muskel ermüdet. Es kommt nicht darauf an, wer stärker ist, sondern ob der Muskel innerhalb der ersten 5 cm des Testradius das Schultergelenk gegen den Druck verschließen kann. Der Druck soll

---

* Diamond 1983

nur etwa drei Sekunden lang ausgeübt werden. Bei längerem Drücken ermüdet jeder Muskel. Das Testergebnis wird dann verfälscht.

Konnte die Testperson dem Druck widerstehen, so ist das getestete Schüßlermineral für sie geeignet. Testet sie schwach, so braucht sie dieses Salz nicht. Sie können so der Reihe nach sämtliche 11 Schüßlerminerale durchtesten.

9.4 *Die vereinfachte Form des kinesiologischen Muskeltests*

Viele Menschen sind in der Lage, den vereinfachten Muskeltest ohne fremde Hilfe bei sich selbst durchzuführen: Sie pressen dabei den Daumen und den Zeigefinger jeder Hand zusammen – und zwar so, daß sie gleichsam zwei Ringe bilden, die ineinander eingeschlossen sind. Durch Ziehen der einen Hand versucht man nun, Daumen und Zeigefinger der anderen Hand auseinanderzudrücken. Dabei konzentriert man sich mental auf das Schüßlermineral, das man testen will.

Auch hier zeigt sich deutlich durch starke bzw. schwache Muskelreaktion der Finger, ob das jeweilige Mineral für die Testperson geeignet ist oder nicht.

9.5 *Das Pendel als diagnostisches Instrument*

Wenn Sie pendeln können, läßt sich mit Hilfe dieser Methode verhältnismäßig einfach feststellen, welche Schüßlersalze Sie brauchen. Zieht das Pendel größere Kreise über dem Mineral, so eignet sich dieses. Sind die Kreise nur sehr klein, steht das Pendel still oder schwingt es hin und her, so eignet sich dieses Salz nicht.

Im Buchhandel gibt es geeignete Literatur als Hilfe, wenn Sie das Pendeln erlernen möchten. Falls Sie Vorbehalte gegen diese Methode in sich spüren, ist es im Augenblick wahrscheinlich für Sie besser, sich nicht näher auf diese diagnostische Methode einzulassen. Es stehen ja genügend andere Diagnosetechniken zur Verfügung.

9.6 Das Einnehmen mehrerer oder sämtlicher Schüßler-Minerale nach dem „Schrotflintenprinzip"

Warum soll man sich eigentlich die Mühe machen, das richtige Schüßlermineral herauszufinden? Es gibt doch nur 11 verschiedene Salze, die problemlos und preiswert im Handel zu bekommen sind. Da sie alle miteinander ungiftig sind, können sie dort, wo sie nicht nützen, doch jedenfalls keinen Schaden anrichten.

In der Tat wenden viele Behandler mehrere Schüßler-Mineralstoffe nebeneinander an. Im Ausland sollen sogar Präparate im Handel sein, die alle 11 Schüßlersalze in einer Tablette gemischt enthalten. Selbstverständlich erleichtert das die Anwendung. Wer alle Salze nimmt, kann nicht viel falsch machen. Nach dem „Schrotflintenprinzip" erhöht sich mit der Zahl der Kugeln, die auf die Krankheit abgeschossen werden, zugleich die Wahrscheinlichkeit, einen Treffer zu landen.

Schüßler-Experten rümpfen über dieses, für sie nicht akzeptable Vorgehen die Nase. Könner setzen Schüßler-Mineralstoffe gezielt ein. Ein bewährter homöopathischer Grundsatz lautet: Heilimpulse wirken dann am stärksten, wenn sie einzeln und ganz gezielt gesetzt werden.

Dr. Schüßler selbst vertrat die Meinung, man sollte möglichst mit einem einzigen Salz für einen bestimmten Zeitraum der Behandlung auskommen. Aber er erkannte auch Ausnahmen von diesem Grundsatz an.

Doch es läßt sich nicht bestreiten, daß auch das „Schrotflintenprinzip" zu guten Heilerfolgen führt. Immerhin gibt es auch viele homöopathische Mischpräparate, die dennoch sehr wirksam sind.

Tatsache ist, daß heute die meisten Menschen unter mehreren Mineral-Mangelzuständen leiden. Am besten läßt sich dieses Problem lösen, indem Sie bei Einnahme mehrerer Salze diese täglich wechseln, also etwa nach folgendem Beispiel: Montag Silicea, Dienstag Calcium fluoratum usw. Auf diese Weise läßt sich die Einnahme von drei bis fünf verschiedenen Mineralen ohne weiteres kombinieren.

KAPITEL 10

Wie man die Schüßlersalze am besten einnimmt

Die Tabletten soll man langsam im Mund zergehen lassen. Sie wirken dann über die Mund- und Zungenschleimhaut. Der Magen, der die Salze durch seine Säureeinwirkung schon verändert, wird auf diese Weise umgangen.

Falsch ist es, die Schüßlerminerale mit Wasser hinunterzuspülen. Am besten nimmt man die Tabletten etwa eine halbe Stunde vor oder eine Stunde nach dem Essen. Dann hat der Körper die Möglichkeit, auch den hinuntergeschluckten Anteil des Mittels noch aufzunehmen.

Für Säuglinge kann man die Tabletten in einen Eßlöffel legen und sie dann mit einem Teelöffel zerdrücken. Das Pulver können Sie dem Kind auf die Zunge streuen oder es mit etwas abgekochtem Wasser mischen und dem Kind mit dem Löffel geben. Manche Eltern berichten über gute Erfahrungen mit einem abgekochten Gummilutscher. Sie tauchen ihn in das Pulver und lassen das Kind daran saugen.

KAPITEL 11

Die Dosierung der Schüßler-Minerale

Bei akuten Krankheiten gilt als Faustregel, stündlich oder zweistündlich eine Tablette zu nehmen. Manchmal kann es sogar günstig sein, die Häufigkeit des Einnehmens zunächst auf alle fünf bis zehn Minuten zu erhöhen. Das Kapitel 20, in dem Sie ein Verzeichnis der Krankheiten und der dagegen wirksamen Schüßler-Mineralstoffe finden, enthält genauere Dosierungsvorschläge.

Bei chronischen Erkrankungen empfiehlt es sich, täglich drei- bis viermal eine Tablette zu nehmen.

Wenn Sie die für Sie persönlich günstigste Dosierung ganz genau feststellen möchten, können Sie dies am besten mit Hilfe des kinesiologischen Muskeltests oder durch Pendeln erreichen (s. Kapitel 9.3 bis 9.5). Im allgemeinen genügen aber die hier angegebenen Dosierungsvorschläge.

Auf keinen Fall gilt der Grundsatz: Viel hilft viel. Im Gegenteil: Bei der Schüßlertherapie wirken, wie in der Homöopathie allgemein, wiederholte schwache Reize heilsamer als zu häufige starke Impulse. Schwache Reize fachen die Selbstheilungskraft an, starke Reize hemmen sie eher.

Lösungen für Umschläge können Sie sich am besten herstellen, indem Sie fünf bis zehn Tabletten in einem halben Liter abgekochtem Wasser auflösen. Diese Lösung soll möglichst öfters frisch hergestellt werden.

Zur äußerlichen Anwendung bei Verletzungen oder Hautschäden empfiehlt es sich, einzelne Tabletten wie oben beschrieben (s. Kapitel 10) zu zerdrücken und das Pulver auf die betroffenen Stellen zu streuen.

KAPITEL 12

Wie bekommt man Schüßlersalze?

Die Schüßlerminerale können Sie rezeptfrei in jeder Apotheke kaufen. Bedeutendster Hersteller der Original-Dr. Schüßlersalze ist die Deutsche Homöopathische Union in Karlsruhe. Der Preis für eine Packung mit 200 Tabletten liegt zwischen fünf und sechs DM. Es gibt auch größere Packungen mit beachtlichem Preisvorteil, wenn Sie die Mittel über längere Zeit einnehmen wollen.

KAPITEL 13

Wie die Dr. Schüßlersalze hergestellt werden: die Potenzierung

Grundlage für die Herstellung eines Schüßlersalzes ist zunächst einmal die chemische Grundsubstanz. Sie wird mit Milchzucker stundenlang gründlich verrieben. Dr. Schüßler selbst wandte seine Mittel allgemein in einer Potenzierung von D 6 an. Nur Silicea (Nr. 11) und Kalium fluoratum (Nr. 1) gab er seinen Patienten in D 12. Man kann die Schüßler-Mineralstoffe aber selbst in allen möglichen anderen Potenzierungen bekommen. Sie wirken auch dann.

Um eine D 6-Potenzierung zu erhalten, wird bei der Herstellung ein Gramm der chemischen Ursubstanz mit 10 g Milchzucker verrieben. Das wäre die erste Dezimale, abgekürzt nennt man sie D 1. Von dieser Substanz wird wieder ein Gramm mit 10 g Milchzucker verrieben zur D 2. Diesen Vorgang wiederholt man bis zur 6. Dezimale. Das ursprüngliche Mineralsalz ist dann im Verhältnis von 1 : 1 Million verdünnt. D 12 entspricht einer Verdünnung von 1 : 1 Billion.

Daß eine solche Verdünnung dennoch wirken kann, läßt sich schwer vorstellen. Doch in der Natur kann man Salze in Pflanzen oder Tieren problemlos in Verdünnungen der 4. bis 6. Potenz bis hin zu D 15 feststellen.

Da die biochemischen Salze als Reize auf unseren Organismus wirken, so gilt für sie die sogenannte Arndt-Schulzsche Grundregel: Kleine Reize fachen die Lebenstätigkeit an, mittelstarke fördern sie, starke hemmen sie und stärkste heben sie auf.

Der Greifswalder Professor Dr. Schulz fand diese Regel aufgrund eines Versuchs, der zu völlig unerwarteten Ergebnissen führte:

Professor Schulz setzte eine Kultur von Hefezellen einer sehr starken Nährlösung aus, die die Hefezellen schnell tötete. Bei einer weniger starken Lösung starben sie nicht so schnell. Bei einer noch stärkeren Verdünnung trat nur noch eine Lebenshemmung der Zellen ein. Bei einem Verdünnungsgrad von 1 : 200000 konnte man keine Wirkung mehr feststellen. Und nun kommt das Erstaunliche:

54

Bei einer noch stärkeren Verdünnung von 1 : 800000 wuchsen die Zellen unter einer gewaltigen Beschleunigung ihrer Lebenstätigkeit.

Dieser Versuch gewann für den gesamten Bereich der Homöopathie, ebenso aber für die Schüßlertherapie, eine ungeheuere Bedeutung, weil er die Wirkungsweise homöopathischer Verdünnung demonstriert, wenn er sie auch noch nicht erklären kann.

KAPITEL 14

Erstverschlimmerungen

Zu Beginn der Behandlung mit Schüßler-Mineralstoffen kann es zu sogenannten Erstverschlimmerungen kommen. Alte Krankheitssymptome flackern manchmal wieder auf. Müdigkeit, Schlaflosigkeit, starkes und unangenehm riechendes Schwitzen, leichtes Fieber, Kopfschmerzen, Schwindel, Herzklopfen, Nervosität, Schnupfen, Durchfall, psychische Verstimmungen, Angst, Wut, Depressionen und noch viele andere Beschwerden können auftreten. Wie bei der Homöopathie so sind solche Erstverschlimmerungen auch in der Schüßlertherapie als positives Zeichen zu werten: Die Behandlung beginnt zu wirken. Der Organismus reagiert. Er fängt an, alte Gift- und Krankheitsstoffe auszuscheiden.

Der Körper heilt von innen nach außen. Die zuletzt erworbenen Gifte werden zuerst gelöst. Doch dann geht es ans Eingemachte: Impfschäden, Medikamentengifte, alte, zuvor unterdrückte Krankheiten melden sich wieder. Das alles ist in Ordnung so. Es handelt sich um Begleiterscheinungen auf dem Weg zur Heilung. Am besten ist es, dem Körper in dieser Zeit viel Ruhe zu gönnen. Reichlich Bewegung an frischer Luft, Spaziergänge und leichte körperliche Arbeit wirken sich günstig aus. Wichtig ist vor allem, viel Wasser zu trinken, mindestens zwei bis drei Liter pro Tag, damit der Körper die Schadstoffe ausschwemmen kann.*

Sollten die Erstverschlimmerungen einmal zu heftig auftreten, so kann man vorübergehend die Einnahmedosis verringern.

---

*Nähere Einzelheiten über die Wasserbeschaffenheit und Aufbereitung finden Sie im Kapitel 19.

Kapitel 15

Welches Dr. Schüßler-Mineral wirkt gegen welche Krankheit?

Nr. 1 Calcium fluoratum

Beschreibung der Wirkung

Calcium fluoratum (Kalziumfluorid, Flußspat, CaF_2) findet sich im Schmelz der Zähne, in den Knochen und Oberhautzellen, vor allem dort, wo elastisches Gewebe vorkommt. Das Mittel entlastet den Blutkreislauf und kräftigt die Gefäße. Außerdem fördert es die Heilung von Gefäßverhärtungen.

Mangel an Calcium fluoratum bewirkt hauptsächlich Erschlaffen der elastischen Fasern und Gewebe, daher Gefäßerweiterungen, Gefäßsenkungen, Verlagerungen und Vorfall. Dieses kann sich auf alle möglichen inneren Organe beziehen. Ebenso besteht bei allen Verhärtungen an Knochen, Drüsen, Narben und der Haut Verdacht auf Calcium-fluoratum-Mangel.

Calcium fluoratum ist besonders wichtig als Aufbaumittel zur Knochen- und Zahnbildung bei Kindern.

Bei Arterienverkalkung kann Calcium fluoratum, über längere Zeit eingenommen, die Elastizität der Adern wiederherstellen. Der eingelagerte Kalk kann sich dann wieder auflösen und der Blutdruck normal werden.

Bei Alterserscheinungen empfiehlt sich meist zusätzlich das Einnehmen von Silicea (Nr. 11).

Als Mangelzeichen für Calcium fluoratum ist auch der sog. Altersring bekannt, eine deutliche Verblassung des äußeren Randes der Regenbogenhaut des Auges. Sie zeigt sich meist zuerst im oberen Teil und soll dann auf Verkalkung der Kopfarterien hinweisen.

Die Calcium-fluoratum-Mangelkrankheiten sind meist chronischer Art. Das Mittel wirkt langsam und muß deshalb über längere Zeit eingenommen werden.

Anwendungsgebiete

Zahnschmerzen, wenn der Zahn lose oder berührungsempfindlich

57

ist; Lockerwerden der Zähne ohne Schmerzen; Förderung des Zahndurchbruchs bei Säuglingen und Kleinkindern (auch bei Zahnkrämpfen); zu langes Offenbleiben der Fontanellen (Hinterhauptlücken beim Säugling), Knochenanschwellungen, Knochenentzündungen, Knochenhautentzündungen und Knochenquetschungen; Knocheneiterungen und Knochenfisteln; Gelenkschwellungen, Gelenkentzündung; Rückgratverkrümmung; Knochenschwäche, Knochenbrüchigkeit; Karies, Knochendeformierungen (Arthrose), Bandscheibenschäden, Knochenbrüche;

Elastizitätsverlust der Gefäßwände, Verkalkung, Adererweiterung, Hämorrhoiden, Krampfadern, Herzerweiterung, Herzvergrößerung;

Erschlaffung der Aufhängebänder für Magen, Nieren, Leber, Gebärmutter, auch zur Straffung der Aufhängebänder der weiblichen Brust, Hängebauch; Falten und Runzeln der Oberhaut, Risse in den Handflächen, Aftereinrisse.

Gutartige Schwellungen aller Art, auch Backen- und Zahnfleischgeschwulst; Geschwüre mit harten Rändern, Warzen, Hornhaut, Schwielen, Narbenverhärtungen; Kropf, wenn er sich hart anfühlt, Drüsenverhärtungen.

Calcium fluoratum ist auch ein wichtiges Mittel bei der Behandlung des grauen und grünen Stars.

Nr. 2 Calcium phosphoricum

Beschreibung der Wirkung

Calcium phosphoricum (Kalziumphosphat, Kalziumhydrogenphosphat, $CaHPO_4$ x $2H_2O$) ist in allen Zellen des Körpers enthalten. Es spielt eine wichtige Rolle bei der Umwandlung von pflanzlichem und tierischem Eiweiß aus unserer Nahrung zu körpereigenem Eiweiß. Calcium phosphoricum ist ein wichtiger Baustein zur Bildung von Zellen aller Art, auch der roten Blutkörperchen, und gilt als das biochemische Aufbau- und Kräftigungsmittel bei ungenügendem Wachstum in der Kindheit sowie bei zu geringem Ersatz verbrauchter Zellen im Erwachsenenalter.

Der Mangel an Calcium phosphoricum kann zu einer Vielzahl unterschiedlicher Krankheitserscheinungen führen: Appetitlosigkeit bei Kindern, Wachstumsstörungen, Rachitis, aber auch zu allen möglichen krankhaften Zellbildungen, z.B. Polypen und anderen Wucherungen, auch Krebs.

Krankheiten, die eine übermäßige Zellabnutzung bedingen, wie z.b. langandauernde Infektionen mit längerem, heftigem Fieber, benötigen zur endgültigen Wiederherstellung der Gesundheit reichlich Calcium phosphoricum.

Abnormal weiche Fingernägel sind stets ein Zeichen für starken Mangel an diesem Salz.

Weitere Symptome für Calcium-phosphoricum-Mangel sind u.a. wächserne Gesichtsfarbe (Bleichsucht), unruhiger, gestörter Schlaf, Nervosität, Kribbeln in den Gliedern und Ameisenlaufen, mangelnde Kallusbildung (Heilschicht) bei Knochenbrüchen.

Anwendungsgebiete

Wie Calcium fluoratum (Nr. 1), das man gut mit Calcium phosphoricum (Nr. 2) geben kann, bei allen Knochen und Zahnerkrankungen, Rachitis, schlechter Zahnbildung bei Kindern, erschwertem Zahnen, Verfall der Zähne, Krümmungen des Rückgrats, schwacher Knochenbildung.

Außerdem ist Calcium phosphoricum aber ein hervorragendes Kräftigungs- und Blutregenerationsmittel bei Blutarmut und Bleichsucht, bei Schwächezuständen vor allem nach Infektionskrankheiten, Drüsenleiden, Schwangerschaftsbeschwerden, Schlaflosigkeit, großer Erregbarkeit der Muskeln und Nerven. Calcium phosphoricum fördert die Zusammenziehung des Herzmuskels. Es kommt weiter bei Nasenbluten in Betracht und bei allen typischen Frauenleiden, bei Blutverlusten, nach Operationen.

Calcium phosphoricum ist ein langsam wirkendes Mittel und muß über einen längeren Zeitraum eingenommen werden.

Bei Blutarmut und ähnlichen Zuständen kann es manchmal ratsam sein, zusätzlich ein weiteres biochemisches Mittel zu nehmen, z.B. Natrium chloratum (Nr. 8).

Nr. 3 Ferrum phosphoricum

Beschreibung der Wirkung

Ferrum phosphoricum (Eisenphosphat, $FePO_4$ x 4 H_2O) spielt eine lebenswichtige Rolle im Organismus. Eisen ist nicht nur ein unentbehrlicher Bestandteil des roten Blutfarbstoffs (Hämoglobin). Es befindet sich in allen Zellen, ist an vielen Enzymprozessen beteiligt und hat in der Infektabwehr eine wichtige Funktion. Im Kindesalter wird Eisen zum Wachstum benötigt, verstärkt aber auch während der Menstruation, in der Schwangerschaft und während der Stillzeit.

Ferrum phosphoricum ist das biochemische Mittel für alle plötzlich auftretenden Erkrankungen, für alle entzündlichen und fieberhaften Prozesse im Anfangsstadium. Es hilft um so besser, je eher man es anwendet. Am besten setzt man es sofort bei Auftreten erster Erkrankungszeichen ein. Ferrum phosphoricum sollte in keiner Familie fehlen. In Zeiten besonderer Ansteckungsgefahr, etwa bei einer Grippewelle, kann es sich empfehlen, dieses Mittel vorbeugend einzunehmen, jedenfalls wenn man gezwungen ist, sich in Menschenansammlungen aufzuhalten.

Ferrum phosphoricum eignet sich als Mittel gegen alle Entzündungen im ersten, frischen Stadium. Es ist bei allen Schmerzen anwendbar, die mit Hitze, Rötung, Schwellung, Druckempfindlichkeit und Blutüberfüllung verbunden sind. Charakteristisch ist: Die Schmerzen, bei denen Ferrum phosphoricum angezeigt ist, bessern sich durch Kälte, z.B. kühle Umschläge, und sie verschlimmern sich durch Bewegung, Berührung oder Druck.

Anwendungsgebiete

Alle Erkrankungen, die entzündungsartige Erscheinungen hervorrufen, werden im ersten Stadium mit Ferrum phosphoricum behandelt: Augenbindehaut- und Netzhautentzündungen, Magen-, Nieren-, Gallenblasen- und Leberentzündung, Hals- und Mandelentzündung, Kehlkopfentzündung, aber auch bei Verrenkungen, Verstauchungen, Verbrennungen, Quetschungen, Heiserkeit, Husten, Katarrhen, frischen Wunden, Verletzungen. Hier zeigt sich oft eine überraschend schnelle Heilwirkung.

Ferrum phosphoricum eignet sich aber auch bei körperlichen

Überanstrengungen der Muskeln, bei sog. Muskelkater als Folge ungewohnter oder übermäßiger sportlicher Betätigung, auch bei Verheben und bei Prellungen, bei akutem Magenkatarrh mit Erbrechen und bei sommerlichen Durchfällen. Auch bei Durchblutungsstörungen mit akuten rheumatischen Erscheinungen hat sich Ferrum phosphoricum gut bewährt.

Dieses Mittel soll bei Auftreten der ersten Krankheitsanzeichen sehr oft eingenommen werden: eine Stunde lang alle fünf Minuten eine Tablette.

Manche chronische Krankheitszustände zeigen ebenfalls einen Mangel an Ferrum phosphat an, nämlich die Erschlaffung von Adern und Darm. Erkennen kann man solche Kranke oft an ihrer kräftig roten Gesichtsfarbe, die etwas ins Bläuliche geht.

Nr. 4 Kalium chloratum

Beschreibung der Wirkung

Kalium chloratum (Kaliumchlorid, KCl) ist Bestandteil jeder Zelle, insbesondere der roten Blutkörperchen. Ähnlich wie Natrium hat es besondere Wirkung auf die Erregbarkeit von Nerven und Muskeln. Außerdem spielt Kalium beim Eiweißaufbau und in der Kohlehydratverwertung eine Rolle. Es wirkt stoffwechselanregend. Kalium ist ein unentbehrlicher Bestandteil des Organismus. Wenn dieses Mittel fehlt, entstehen krankhafte Veränderungen in verschiedenen Geweben, unter anderem am Herzmuskel und an den Skelettmuskeln.

Kalium chloratum steht zu den Schleimhäuten und der Gelenkschmiere in enger Beziehung. Bei Mangel an diesem Salz scheiden die Schleimhäute Faserstoff und Schleim krankhaft aus und die Gelenkschmiere verdickt sich.

Ein Mangel an Kalium chloratum bildet sich bei den Schleimhäuten, wenn eine Entzündung zum Katarrh wird. Das zeigt sich durch vermehrte Ausscheidung dünnen, hellen Schleims an, der später zäh bis gallertartig werden kann. Ein anderes Mangelzeichen ist ein weißer bis grauer Zungenbelag, aber auch Bläschenbildung unter der Haut. Diese Mangelzeichen zeigen die zweite Entzündungsstufe an. Die Begriffe erste, zweite und dritte Entzündungsstufe sind zeitlich zu verstehen. Die zweite Entzündungsstufe beginnt meist etwa drei bis vier Tage nach dem Einsetzen der Krankheitserscheinungen. Die dritte, schon eher chronische Entzündungsstufe ist durch das Aufhören der Absonderungen gekennzeichnet. Statt dessen beginnt oft ein Abschuppungsprozeß. Das Mittel der dritten Entzündungsstufe ist Kalium sulfuricum (Nr. 6).

Anwendungsgebiete

Alle Schleimhautkatarrhe im zweiten Entzündungsstadium erfordern Kalium chloratum. Das gilt vor allem für Heiserkeit, Luftröhrenkatarrh, Bronchitis, Magenschleimhautentzündung, Katarrh der Eustachischen Röhre (das ist die Verbindung vom Rachen zum Mittelohr), Schnupfen, aber auch für Drüsenentzündungen jeder Art, z.B. Mumps. Kalium chloratum wird aber auch erfolgreich angewandt bei Lungen- und Rippenfellentzündung, Rheumatismus, Sehnenscheidenentzündung, Warzen, Frostbeulen, Impfbeschwerden, Verbrennungen und bei Entzündungen der zwischen den Muskeln und Gelenken bzw. Knochen liegenden Schleimbeutel (Bursitis).

Nr. 5 Kalium phosphoricum

Beschreibung der Wirkung

Kalium phosphoricum (Kaliumphosphat, Kaliumhydrogenphosphat, KH_2PO_4) ist besonders wichtig für die Blutflüssigkeit, die roten Blutkörperchen, die Gewebe, die Gehirn-, Nerven- und Muskelzellen. Kaliummangel führt zu einer Ermüdung dieser Organe. Sie ist oftmals mit einer psychischen Störung, einer gedrückten, niedergeschlagenen Stimmung, mit Ängstlichkeit, Traurigkeit und Gedächtnisschwäche verbunden.

Kalium phosphoricum ist besonders stark im ganzen Nervensystem vertreten, ebenso aber in der Muskulatur, vor allem in der des Herzens. Dieses Mittel ist notwendig zur Erhaltung ebenso wie zur Neubildung von Zellen.

Kalium phosphoricum ist ein hervorragendes Nervenmittel.

Alle Veränderungen des Befindens bei Kalium-phosphat-Mangel haben den Charakter der Depression.

Trifft dieser Mangel das Denkzellengebiet, so sind Mißmut, Ängstlichkeit, Platzangst, Heimweh, Argwohn, Gedächtnisschwäche, Hypochondrie, Weinerlichkeit und ähnliche Verstimmungen die Folge.

Trifft dieser Mangel das Herz, so werden durch die mangelnde Herzleistung alle Organe schlecht mit Blut versorgt und funktionieren deshalb schlecht. Durch Kräftigung des Herzens mit dem nötigen Nährsalz kann diese Schädigung behoben werden.

Leiden Zellen unter Kalium-phosphat-Mangel, so erschlaffen sie bis zur Lähmung oder zum Verfall. Dieser Zerfall kann so rasch vor sich gehen, daß der Organismus Mühe hat, die Zerfallprodukte rechtzeitig wegzuschaffen, so daß einzelne dieser Stoffe sich im Körper zersetzen und stark stinkend werden. Dadurch können die Ausscheidungen, vor allem Harn, Kot, Atem, Schweiß, unangenehm übelriechend werden.

Solche übelriechenden Ausscheidungen sind immer starke Hinweise auf Kalium-phosphat-Mangel. Sie sind aber zugleich Zeichen von Selbstgiften. Örtliche oder allgemeine Blutvergiftungen (Sepsis) zeigen durchweg einen starken Mangel an Kalium phosphoricum. Dieses Mittel muß daher in solchen Fällen reichlich genommen werden.

Tabakgenuß verbraucht ebenfalls Kalium phosphat. Wer sich Kummer, Sorgen, Angst, Haß, Neid, Geiz oder Mißgunst hingibt, schafft Kalium-phosphat-Mangel. Negative Gedanken und Gefühle sind immer wieder Auslöser schwerer Krankheiten, welche zur Heilung in erster Linie Kalium phosphoricum benötigen. Genügend Kalium phosphoricum im Blut und in den Körpersäften macht diese als Nährboden für Krankheitserreger unverträglich. Sie können sich nicht mehr vermehren und sterben ab.

Ein weiteres Mangelzeichen ist auch Schlaflosigkeit ohne ersichtliche Ursachen.

In den Gefühlsnerven zeigt sich ein Mangel an Kalium phosphoricum durch Schmerzen mit Lähmungsempfindungen und in den Bewegungsnerven durch Muskel- und Nervenschwäche bis hin zu Lähmungserscheinungen.

Besonders groß ist der Mangel an diesem Salz bei langandauernden, heftigen Fiebererkrankungen. In solchen Fällen, in denen der Organismus zusammenzubrechen droht, erweist sich Kalium phosphoricum, in öfteren Gaben verabreicht, oft als Retter in dramatischen Situationen.

Bei nervösen Störungen mit ständig wechselnden Symptomen, bei denen man sich außerdem noch deprimiert fühlt, zentriert sich der Kalium-phosphoricum-Mangel auf das sympathische Nervensystem.

Anwendungsgebiete

Kalium phosphoricum ist das wertvollste der biochemischen Funktionsmittel bei akuten und chronischen Krankheiten sowie bei Erschöpfungszuständen. Anwendung bei Nervosität, Depressionen, Erschöpfung, Melancholie, Hysterie, nervöser Schlaflosigkeit, Unlust zu geistiger Tätigkeit, Gedächtnisschwäche, Muskelschwäche, Rückenschmerzen, nervösen Herzbeschwerden, Angstgefühl mit Herzklopfen, zur Unterstützung der Behandlung organischer Herzleiden, bei Blutungen, Lähmungen, Kräfteverfall bei Infektionskrankheiten, fauligen und brandigen Zuständen mit übelriechenden Absonderungen, allgemein bei allen Krankheitserscheinungen, die sich auf Ausscheidungsprobleme zurückführen lassen.

Kalium phosphoricum soll man nur bis etwa 17 Uhr einnehmen, weil es etwas munter macht und sonst das Einschlafen beeinträchtigen könnte.

Nr. 6 Kalium sulfuricum

Beschreibung der Wirkung

Kalium sulfuricum (Kaliumsulfat, K_2SO_4) findet sich vor allem in der Haut und in den Schleimhäuten. Meist kommt es zusammen mit Eisen vor, das es bei der Sauerstoffübertragung in den Zellen unterstützt. Dieses Salz aktiviert den Stoffwechsel.

Was Ferrum phosphoricum (Nr. 3) für das erste Stadium der noch frischen Entzündungen (mit Schwellungen ohne Sekretabsonderung), Kalium chloratum (Nr. 4) für das zweite Entzündungsstadium mit zähflüssiger Schleimabsonderung ist, das bedeutet Kalium sulfuricum für das dritte Stadium der Entzündungen. Die Absonderungen sind hier eher gelbschleimig, die Entzündungen chronisch.

Der Mangel an Kalium sulfuricum bewirkt Sauerstoffmangel. Daher finden sich hier oft Beschwerden, die sich in frischer, kühler Luft bessern, sich dagegen in geschlossenen, warmen Räumen, besonders gegen Abend, verschlimmern. Wesentlich ist das Verlangen nach guter, kühler, unverbrauchter Luft. Als Symptome bei Kalium-sulfuricum-Mangel treten auf: Mattigkeit, Schwindel, Herzklopfen, Ängstlichkeit und Traurigkeit, Kopf- und Gliederschmerzen. Auf der Haut führt der Mangel an diesem Wirkstoff zu Abschuppungen. An den Schleimhäuten tritt ein gelber bis bräunlicher, schleimiger Belag auf. Bei Husten und Bronchialasthma aufgrund dieses Mangelzustands ist der Auswurf gelbbräunlich. Ein weiteres Anzeichen für Kalium-sulfuricum-Mangel sind bräunliche Hautflecken, die meist am Hals oder im Gesicht auftreten.

Anwendungsgebiete

Kalium sulfuricum ist das Mittel für alle Krankheiten, „die nicht richtig herauskommen", chronische Entzündungen aller Art, also vor allem: Hautleiden mit Abschuppungen, alle chronisch-eitrigen Schleimhautkatarrhe der Nase, Ohren, Hals, Bronchien und Augenbindehaut, bei Magen-Darm-Katarrhen, Leber- und Nierenentzündung sowie rheumatischen Gelenkschmerzen. Allgemein fördert Kalium sulfuricum alle Ausscheidungs- und Entgiftungsvorgänge. Deshalb ist es günstig, in der Zeit der Anwendung dieses Funktionsmittels viel zu trinken, möglichst Mineralwasser oder Kräutertee.

Nr. 7 Magnesium phosphoricum

Beschreibung der Wirkung

Magnesium ist an vielen Enzym-Prozessen im Körper beteiligt. Es wirkt gegen Thrombosen und Allergien. Außerdem hat dieses Mineral Einfluß auf die Erregbarkeit der Nerven und Muskeln und auf die Herzfunktion. Magnesium phosphoricum senkt den Grundumsatz des Organismus und den Cholesterinspiegel im Blut. Durch seine krampflösende Wirkung dient es außerdem zur Verhütung von Herzinfarkten.

Magnesium phosphoricum vermittelt allen Zellen die selbsttätige, gleichsam rhythmische Bewegung, die Ausdruck aller gesunden Lebendigkeit ist und in Gegensatz zu der Starre der krampfartigen Bewegung steht. Diese Selbstbeweglichkeit brauchen die Zellen u.a. auch, um verbrauchtes Zellmaterial abstoßen zu können.

Bei allen möglichen Formen von Geschwülsten, bei Lymphdrüsengeschwülsten ebenso wie bei Krebs, ist dieser lebendig bewegliche Austausch gestört. Mangel an Magnesium phosphoricum kann Geschwülste aller Art erzeugen, zumindest ihre Entstehung begünstigen.

Magnesium-phosphoricum-Mangelschmerzen sind meist blitzartig einschießend oder bohrend oder krampfartig. Manchmal wandern sie von einem Organ oder Körperbereich zum anderen.

Magnesium phosphoricum gilt in solchen Fällen allgemein als gutes Schmerzstillungsmittel. Es löst den Krampf und wirkt entspannend. Dies betrifft die Verkrampfung der Arterien ebenso wie der feinen Haargefäße in Organen, Gliedern oder der Haut, die stets eine schlechte Durchblutung und damit eine mangelhafte Versorgung der betroffenen Organe bzw. Körperteile zur Folge hat. Beim Gehirn können so Schwindelgefühle, bei der Haut kalte Blässe, bei den Gliedern kalte Hände und Füße die Folge sein. Beim Herzen äußern sich die Probleme der Blutversorgung als Angst- oder Engegefühl (Angina pectoris) und als Funktionsstörungen.

Magnesium phosphoricum ist das Heilmittel für Krämpfe, die durch einen Mangel an diesem Mineral hervorgerufen werden. Dazu gehört auch die so schmerzhafte wie langwierige Migräne, die oft mit einseitigen, stechenden Kopfschmerzen beginnt und ebenfalls auf einem Krampfzustand beruht. Zittern ist meist ein Zeichen für starken Mangel an Magnesium phosphoricum, das die Nerven beruhigt.

In akuten Fällen wendet man Magnesium phosphoricum günstig an, indem man 5 bis 10 Tabletten in ein paar Eßlöffeln heißen Wassers auflöst und langsam schlürft („heiße Sieben").

Anwendungsgebiete

Gegen Krämpfe aller Art, gegen Koliken und Schmerzen, gegen Neuralgien in allen Körperteilen, Engegefühl in der Herzgegend und bei Neigung zu Migräne. Das Mittel hat sich auch bei kolikartigen Zuständen, bei Blähungen, Zahnungsschwierigkeiten kleiner Kinder, Krampfhusten und bei wäßrigem, von Bauchschmerzen begleitetem Durchfall bewährt. Eine günstige Wirkung bei Krebsleiden ist in der biochemischen Literatur immer wieder diskutiert worden. Sie läßt sich aber bisher nicht einwandfrei beweisen.

Nr. 8 Natrium chloratum

Beschreibung der Wirkung

Natrium chloratum (Natrium muriaticum, Natriumchlorid, Kochsalz, NaCl) hat unter den Natriumsalzen im Organismus die wichtigste biologische Bedeutung. Über die Hälfte des Natriums im menschlichen Körper befindet sich in der Flüssigkeit außerhalb der Zellen. Ein weiterer verhältnismäßig hoher Anteil ist in den Knochen und im Knorpelgewebe, sowie im Magen und in den Nieren konzentriert.

Natrium reguliert den Wasserhaushalt im Körper, den Basen-Säuren-Haushalt. Es gewährleistet die Erregbarkeit der Muskeln und Nerven, unterstützt die Neubildung von Zellen und regt die Bildung von roten Blutkörperchen an.

Kochsalz soll mit der Nahrung nur in sehr mäßigen Mengen aufgenommen werden. Etwa 5 g dürfen für einen Erwachsenen pro Tag den Speisen zugesetzt werden. Die meisten Menschen nehmen heute wesentlich größere Mengen an Kochsalz auf, nämlich 15 bis 25 g täglich, ohne daß ihnen dieses Übermaß bewußt würde.

Warum soll man dann Natrium chloratum als biochemisches Funktionsmittel zusätzlich einnehmen, wenn es doch in unserer Nahrung schon im Übermaß enthalten ist? – Es klingt wie ein Widerspruch in sich, aber das Überangebot an Kochsalz bewirkt einen Mangelzustand im Körper. Zuviel Kochsalz würde in den Körperzellen zu einer krankhaften Steigerung der Flüssigkeitsaufnahme führen, weil Kochsalz Wasser anzieht. Die Zellen müssen sich gegen die zu konzentrierte Kochsalzlösung, welche das Blut in die Zellzwischenräume ergießt, wehren. Sie tun dies, indem sie Zellflüssigkeit abgeben. Dabei verlieren sie mit dem Zellsaft aber auch noch Kochsalz und andere Nährsalze. Statt Salze aufzunehmen, geben sie sie ab. Die Zellsäfte und schließlich auch das Blut selbst verdicken sich, Schlackenstoffe können nur noch unvollkommen abgegeben werden, weil der normale Flüssigkeitsaustausch nicht mehr stattfindet. Das Übermaß an Kochsalz belastet die Nieren. Wird diese Überlastung dauerhaft, so zwingt dieser Zustand den Körper, Schlackenstoffe auf Ersatzwegen abzugeben, nämlich in Form von Katarrhen, Ekzemen, Geschwüren oder ähnlichen typischen Entgiftungserkrankungen.

Nach Dr. Schüßler kann die Zelle Kochsalz nur in sehr verdünnter Lösung aufnehmen. Kochsalz in zu starker Konzentration stört also den normalen Stoffwechsel.

Gelingt es dem Körper auch auf Ersatzwegen nicht mehr, die anfallenden Schlackenstoffe abzutransportieren, so lagert er sie im Organismus selbst ab. Arterienverkalkung, Gelenk- und Muskelrheuma sind dann oftmals die Folgen.

Auch unerkläriches Abmagern und Mangel an Magensäure können auf einen zu hohen Kochsalzkonsum zurückzuführen sein. Nach Verringerung des Kochsalzgenusses kann Natrium chloratum D 6, in öfteren Gaben und längere Zeit eingenommen, dem Magen die Fähigkeit wiedergeben, normale Mengen Säure abzusondern.

Mangel an Natrium chloratum im Körper bewirkt auch wässerige Ausscheidungen, z.B. Tränenflüsse, Speichelflüsse, Erbrechen wässeriger Flüssigkeit, wässerige Durchfälle, ätzend scharfen Harn und Schweiß. Überhaupt sind die Sekrete meist ätzend scharf.

Schlafstörungen können ebenso auftreten wie kalte Hände und Füße.

Kochsalz hält Wasser im Körper zurück. Deshalb kann zuviel Kochsalz Aufgedunsenheit des Körpers und vor allem des Gesichts bewirken. Schwellungen und Wassersucht sind manchmal die Folge.

Anwendungsgebiete

Blutarmut, Bleichsucht, Appetitlosigkeit, Abmagerung, Schleimhautkatarrhe mit wässeriger Absonderung, Magen-Darm-Katarrh mit wässerigem Durchfall, Mangel an Magensäurebildung, Milchmangel bei Wöchnerinnen, Verstopfung, Hämorrhoiden, Kribbeln und Taubheitsgefühl in den Händen und Füßen, nässende Hautausschläge, rheumatische Beschwerden, Kopfschmerzen, Migräne, Tränen- und Speichelfluß, nervöse Störungen, Hysterie und Antriebsschwäche.

Nr. 9 Natrium phosphoricum

Beschreibung der Wirkung

Natrium phosphoricum (Natriumphosphat, phosphorsaures Natron Na_2HPO_4 x 12 H_2O) ist im Organismus weit verbreitet: in den Gehirnzellen und Nerven, in den Muskeln, den roten Blutkörperchen und im Bindegewebe. Es ist entscheidend am Stoffwechselgeschehen beteiligt und bindet Stoffwechselendprodukte, die meist als Säuren im Körper vorkommen, z.B. Kohlensäure, vor allem aber die Harnsäure. Natrium phosphoricum hat eine wichtige Funktion bei der Ausscheidung der Stoffwechselschlacken über Lunge und Nieren.

Natrium phosphoricum fehlt bei fast allen chronischen Krankheiten, die auf eine Übersäuerung des Organismus zurückzuführen sind. Zu hohe Harnsäurewerte sind ein Hinweis auf Mangel an diesem Funktionsmittel, ebenso aber saures Aufstoßen oder Erbrechen. Menschen, die unter diesem Mangel leiden, wirken oft mißmutig, gedrückt, und sie reagieren „sauer". Ihre Gesichtsfarbe ist häufig fahl, gelb und glänzt fettig. Selbst Hautausdünstungen und ihr Schweiß riechen sauer. Als Folge der dauerhaften Übersäuerung treten oft Gicht und Rheumatismus auf. Eine ungesunde Ernährung mit Fabrikzucker und Weißmehl fördert die Übersäuerung des Körpers. Nach neueren Forschungsergebnissen schafft eine solche Blutbeschaffenheit den Nährboden für das Entstehen von Krebserkrankungen.

Anwendungsgebiete

Natrium phosphoricum ist ein bewährtes Mittel zum Ausgleich eines Säureüberschusses jeder Art im Körper. Es wird erfolgreich bei akuten und chronischen Krankheiten, vor allem auch bei Kindern, eingesetzt, die auf Stoffwechselstörungen zurückzuführen sind: bei Salzsäureüberschuß, Sodbrennen, saurem Erbrechen, säuerlich gärendem Stuhl, bei Rheuma, Ischias und Gicht, bei Drüsenschwellungen, Augenentzündungen, Mandel- und Rachenkatarrhen, Magenentzündung mit saurem Aufstoßen, Blasenkatarrh, Gallen- und Nierensteinen sowie bei Hautausschlägen aller möglichen Arten, bei denen honigfarbene, rahmartige Absonderungen auftreten.

Eine Ernährungsumstellung auf pflanzliche, ballaststoffreiche

Kost unter Vermeidung von Fabrikzucker, Weißmehl und Schweinefleisch ist in jedem Falle anzuraten.

Nr. 10 Natrium sulfuricum

Beschreibung der Wirkung

Natrium sulfuricum (Natriumsulfat, Glaubersalz, Na_2SO_4) ist weniger in den Zellen selbst als vielmehr in den Gewebesäften enthalten. Es hat die Aufgabe, den Körper zu entwässern, Stoffwechselschlacken auszuscheiden, den Organismus zu entgiften und den Gallenfluß anzuregen.

DieWirkungen des Natriumsulfats sind denen des Natrium chloratum (Nr. 8) entgegengesetzt. Natrium chloratum zieht die Nährflüssigkeit *in* die Zellen, es ist ein Aufbausalz. Natriumsulfat zieht die verbrauchten Säfte *aus* den Zellen und entwässert ausgediente Zellen, z.B. die weißen Blutkörperchen (Leukozythen), die auf diese Weise abgebaut werden. Es ist ein Abbausalz. Beide gegensätzlich wirkenden Salze sind lebensnotwendig. Natriumsulfat reguliert den Wassergehalt des Blutes. Es reguliert auch die Absonderungen der Drüsen, vor allem der Leber, Pankreas, und Niere.

Bei Mangel an Natriumsulfat geben diese großen Drüsen zu wenig Säfte ab. Dadurch können Stauungen im Blut- und Lymphkreislauf entstehen, ebenso aber auch Blähungen im Magen- und Darmbereich.

Natrium sulfuricum paßt meist für Korpulente.

Als Mangelzeichen treten Wasseransammlungen (Ödeme), Bläschen auf der Haut, nässende Flechten, Katarrhe mit gelbgrünlichem Auswurf, Gelbsucht, ungenügende Gallenabsonderung, Diabetes, grippale Infekte, Stauungen und Blähungen auf. Leber und Milz sind beim Betasten oft empfindlich oder zeigen Anzeichen von Vergrößerung; sticheartige Schmerzen treten in diesen Organen auf. Dasselbe gilt bei Blasenkatarrh. Die Schmerzen können hier brennend oder stechend sein.

Gelbliche Flecken im Gesicht und ein gelbliches Augenweiß gelten als Anzeichen für Natrium-sulfuricum-Mangel.

Unwillkürlicher Harnabgang und Bettnässen kommen vor.

Zu Beginn von Infektionskrankheiten fühlt man sich meist zerschlagen und müde, besonders ehe Fieber eintritt. Dieser Zustand, der oftmals eine Grippe einleitet, ist ein sicheres Mangelzeichen für Natrium sulfuricum.

Anwendungsgebiete

Bei allen Erkrankungen der Ausscheidungsorgane: Leber, Galle, Niere, Blase; außerdem bei Hautausschlägen, Flechten, alten Wunden, nässenden Unterschenkelgeschwüren, Ödemen, grippalen Infekten und rheumatischen Beschwerden.

Natrium sulfuricum paßt für Patienten, die sich ständig frostig fühlen und selbst nachts im Bett nicht richtig warm werden. Sie fühlen sich meist reizbar, gleichgültig und niedergeschlagen. Ihre Beschwerden treten häufig in bestimmten Zeitabständen auf. Die krankheitsbedingten Absonderungen sind gelb-grün und wäßrig.

Nr. 11 Silicea

Beschreibung der Wirkung

Silicea (Kieselsäure, $SiO_2 \times H_2O$) ist für den Körper als Bestandteil des Bindegewebes unentbehrlich. Silicea ist wichtig beim Aufbau der Haut und Schleimhäute, der Nägel, Haare und Knochen. Silicea steigert die Widerstandskraft des Organismus und die Festigkeit der Gewebe. Es gilt als das biochemische Kosmetikum. Lunge, Lymphdrüsen, Nebennieren, aber auch das Herz, enthalten ziemlich viel an Silicea.

Zum Kalkstoffwechsel steht Silicea in besonderer Beziehung. Die Kieselsäure ist an der Aufnahme von Kalzium aus der Nahrung beteiligt. Sie regt die Bildung von Gerüsteiweißstoffen (Kollagene) an, die zum Aufbau von Bindegewebe, Knochen, Sehnen, Bändern und Knorpeln notwendig sind. Außerdem aktiviert Silicea das Vermehren der weißen Blutkörperchen (Leukozythen), die für die Abwehr gegen eindringende Krankheitskeime und Fremdstoffe außerordentlich wichtig sind. Silicea ist daher angezeigt bei allen Eiterungen, überall wo Fremdstoffe aus dem Körper entfernt werden müssen.

Silicea fördert auch die Lösung von Harnsäure und harnsauren Ablagerungen. Sie ist deshalb ein Mittel gegen Gicht und alte, chronische Rheumatismen. Sie verhindert auch die Bildung von Nierengrieß.

Silicea reguliert die Schweißbildung und behebt die Folgen von unterdrücktem Schweiß.

Die im Alter oft auftretende Verarmung des Körpers an Bindegewebe zeigt auch Silicea-Mangel an. Runzeln, spröde und glasige Haut ist ein Mangelzeichen für Silicea, ebenso Haarausfall. Innerlich zeigt sich dieser Mangel durch das Zusammenschrumpfen des Bindegewebes in den verschiedenen Organen und der Organe selbst.

Silicea, in regelmäßigen Gaben genommen, beugt Alterserscheinungen weitgehend vor.

Wunden, eitrige Geschwüre und Abszesse heilen durch Silicea rascher, ebenso Fisteln. Silicea hilft auch mit, Blut und andere Ergüsse, z.B. bei Schlaganfällen, aufzusaugen.

Silicea-Mangelleidende erkälten sich leicht und frieren schnell.

Silicea ist neben Kalium phosphoricum (Nr. 5) und Magnesium phosphoricum (Nr. 7) auch ein vorzügliches Nervenmittel, besonders bei chronischen Nervenleiden und in Zusammenhang mit gichtig-rheumatischen Erkrankungen.

Kopfschmerzen, die vom Nacken ausgehen und sich nach oben ziehen, sind Zeichen von Kieselsäuremangel.

Anwendungsgebiete

Silicea ist das Hauptmittel gegen erschlaffte Gefäßwandungen, Krampfadern, Hämorrhoiden und Erschlaffen der Haut. Weiter ist es wichtig gegen akute und chronische Entzündungen mit Eiterungen aller Art, bei Erkrankungen der Nägel und Haare, bei Drüsenentzündungen und -verhärtungen, Vernarbungsprozessen, Knochenfisteln, Karies, Rachitis, Gerstenkorn, Nachtschweiß.

Schließlich fördert Silicea den Abbau von Ergüssen und reduziert die Harnsäure im Blut.

Sogenannte Silicea-Kinder sehen unterernährt und runzlig aus. Haut und Muskulatur sind schlaff. In späterem Alter sind sie oft schwach, depressiv und nicht voll leistungsfähig.

KAPITEL 16

Die biochemischen Salben

Die biochemischen Salben nach Dr. Schüßler können äußerlich dort angewandt werden, wo das passende Funktionsmittel innerlich eingenommen wird. Die in ihnen enthaltenen Salze werden durch die Haut aufgenommen.

Nr. 1 Calcium fluoratum Salbe wird angewandt als Massagemittel bei Erschlaffung der elastischen Gewebe, auch bei Verhärtungen der Haut zur Wiederherstellung der Elastizität; bei Hornhautbildung, Rissen und Schrunden, Nagelverwachsungen, Krampfadern, Hämorrhoiden, bei Verhärtungen der Lymphknoten und bei allgemeiner Bänderschwäche.

Nr. 2 Calcium phosphoricum Salbe ist ein ausgezeichnetes Mittel zur Kräftigungsmassage bei chronischen Leiden aller Art, vor allem bei Knochenschwäche der Kinder, bei Gelenkergüssen, Schleimbeutelentzündungen, Knochenhautreizung, verzögerter Knochenheilung, Lymphdrüsenschwellung, Schiefhals, Rückenschwäche, eitrigen Hautausschlägen.

Nr. 3 Ferrum phosphoricum Salbe ist anzuwenden als Wundsalbe bei frischen und entzündlichen Verletzungen, Quetschungen und Verstauchungen, juckenden, nesselsuchtartigen Hautausschlägen, Talgdrüsenekzemen und allgemein bei Blutüberfüllung mit Schmerzzuständen. Gutes Massagemittel bei kalten Füßen!

Nr. 4 Kalium chloratum Salbe eignet sich für die zweite Entzündungsstufe, also für Verletzungen mit nachfolgender Schwellung, trockene Hautausschläge wie Kopfschuppen und Schuppenflechte, auch Warzen und Hühneraugen, ebenso bei herpesartigen Ausschlägen mit entzündeten Bläschen.

Nr. 5 Kalium phosphoricum Salbe ist bekannt als gutes Hilfsmittel zur leichten Massage bei Nervenschmerzen und bei Ischias, aber auch als Heilsalbe bei Beingeschwüren und anderen hartnäckigen Wunden vor allem mit gelbschleimigen Absonderungen. Kalium phosphoricum Salbe hat sich auch bewährt als Herz- und Nerven-

73

salbe, bei Muskelschwäche, bei Lähmungserscheinungen nach Diphtherie, Schlaganfall und Kinderlähmung und bei beginnendem Brand.

Nr. 6 Kalium sulfuricum Salbe ist ein vorzügliches Hautpflegemittel bei Hautjucken und Hautschuppen, Massagemittel bei wandernden rheumatischen Schmerzen, bei trockener und harter Haut mit Brennempfindung.

Nr. 7 Magnesium phosphoricum Salbe zum Einreiben bei reißenden, schießenden Schmerzen, bei Krampfzuständen und Durchblutungsstörungen infolge Verkrampfung, bei Hautjucken vor allem im Alter und als Zusatztherapie bei Schuppenflechte.

Nr. 8 Natrium chloratum Salbe (= Natrium muriaticum Salbe) ist anzuwenden bei wäßrigen Absonderungen der Haut, wäßrigen Flechten, Insektenstichen, Gürtelrose, Bläschen an den Lippen, Talgdrüsenekzemen, Akne, Mitessern, Hautpilzerkrankungen mit weißen Schuppen, Afterfissuren, Wundsein bei kleinen Kindern, Nagelfalzeiterungen, harten Drüsenschwellungen, Ergüssen und teigigen Schwellungen im Bereich der größeren Gelenke.

Nr. 9 Natrium phosphoricum Salbe eignet sich besonders bei fettiger, großporiger Haut gegen Mitesser und Pickel, bei Furunkulose im Stadium der Eiterbildung, Halsdrüsengeschwülsten, Milchschorf, Wundrose, bläschen- und pustelförmigen Hautausschlägen mit honiggelbem Inhalt, beginnender Brustdrüsenentzündung, Lymphdrüsenschwellungen mit weichen, also nicht verhärteten Knoten; auch zur leichten Massage bei Gelenkschmerzen geeignet.

Nr. 10 Natrium sulfuricum Salbe wird bei Hautpilzerkrankungen angewandt, bei eitrigen Hautausschlägen mit gelblichwäßrigem Bläscheninhalt, Frostbeulen, periodisch im Frühjahr auftretenden Hautleiden, Hühneraugen, bei Wundrose (mit weicher Hautschwellung) und Nervenschmerzen.

Nr. 11 Silicea Salbe fördert das Ausreifen von Eiterungen, Geschwüren, Karbunkeln, Nagelgeschwüren und Fisteln, Anwendung bei nässenden Ekzemen an Händen und Füßen, schlecht heilenden Wunden, Furunkeln, entzündlichen Fußschwielen, Hühneraugen, Nagelfalzeiterungen und -entzündungen; Nährcreme bei trockener Haut mit Faltenbildung.

KAPITEL 17

Die biochemischen Ergänzungsmittel

Die biochemische Forschung entdeckte in der Zeit nach dem Tode Dr. Schüßlers eine ganze Reihe zusätzlicher Mineralstoffe, denen für die Gesundheit des Organismus ebenfalls Bedeutung zuerkannt wird. Die Vertreter der „klassischen" Schüßler-Methode halten diese Ergänzungsmittel für weitgehend entbehrlich. Andere möchten jedoch auf die Ergänzungsmittel nicht mehr verzichten. Hier steht – wie so oft, wenn es um Heilmethoden geht – Meinung gegen Meinung. Am besten sammeln Sie Ihre Erfahrungen selbst und bilden sich ein Urteil. Noch nicht alle Ergänzungssalze sind bislang in ihrer Wirkungs- und Anwendungsbreite vollständig bekannt.

Im einzelnen handelt es sich um folgende Salze:

Nr. 13 Kalium arsenicosum (Kalium arsenit, K_3AsO_3)

hat vor allem eine Beziehung zur Haut. Es wird bei schwer zu beeinflussenden Hautleiden angewandt, bei chronischen Hauterkrankungen mit heftigem Jucken, bei Nervenstörungen, Schwächezuständen, Lähmungen und Krämpfen. Kalium arsenicum hat sich außerdem bewährt bei Abmagerung, Bleichsucht und wäßrigen Durchfällen.

Nr. 14 Kalium bromatum (Kaliumbromid, K Br)

wirkt vorrangig auf die Haut und das Nervensystem. Es wird angewandt bei Hirnreizung, als Beruhigungsmittel sowie bei Schlafstörungen. Kalium bromatum kommt ferner bei Schilddrüsenerkrankungen, Schleimhautreizungen und nervösen Sehstörungen in Frage.

Nr. 15 Kalium jodatum (Kaliumjodid, KJ)

beeinflußt die Blutzusammensetzung, dämpft erhöhten Blutdruck, regt die Herz- und Hirntätigkeit an, fördert den Appetit und die Verdauung. Wegen seines Jodgehalts ist Kalium jodatum ein geeignetes Mittel zur Behandlung von Schilddrüsenstörungen. Es wird außerdem bei Arteriosklerose und bei rheumatischen Gelenkschwellungen angewandt.

Nr. 16 Lithium chloratum (Lithiumchlorid, LiCl)

ist besonders wirksam bei gichtig- rheumatischen Erkrankungen mit schmerzhafter Anschwellung und Versteifung der Gelenke, bei allgemeiner Erschöpfung und Abmagerung sowie bei Entzündungen der Harnwege. In neuerer Zeit hat Lithium chloratum bei der Behandlung manisch-depressiver Zustände Bedeutung erlangt.

Nr. 17 Manganum sulfuricum (Mangansulfat, $MnSO_4$)

wird im Wechsel mit Ferrum phosphoricum (Nr. 3) angewandt bei Blutarmut, Bleichsucht, Blutungen, Ermüdungszuständen, bei Zirkulationsstörungen, ferner bei wandernden rheumatischen Beschwerden und Zahnschmerzen.

Nr. 18 Calcium sulfuratum (Kalziumsulfid, Schwefelleber, CaS)

ist in seiner ganzen Anwendungsbreite noch nicht hinreichend erforscht. Als Anwendungsgebiete werden Erschöpfungszustände mit Gewichtsverlust (trotz Heißhunger) diskutiert.

Nr. 19 Cuprum arsenicosum (Kupferarsenit, $Cu_3(AsO_3)_2$)

hat sich bei Neuralgien, Ischias, Muskelkrämpfen und Epilepsie bewährt. Es lindert außerdem Kolikschmerzen bei Magen- und Darmkatarrh und wird bei Wasseransammlungen im Körper in Zusammenhang mit Nierenleiden angewandt.

Nr. 20 Kalium Aluminium sulfuricum (Kalium-Aluminiumsulfat, Alaun, $AlK (SO_4)_2$ x 12 H_2O)

wird verordnet bei Verstopfungs- und Blähungskoliken, Schwindelgefühlen und Irritationen des Nervensystems.

Nr. 21 Zincum chloratum (Zinkchlorid, $ZnCl_2$)

ist Bestandteil der Zellen, vieler Enzyme und Gewebesäfte und hat Bedeutung für das Wachstum und den normalen Ablauf zahlreicher Stoffwechselvorgänge. Es wirkt vor allem auf Gehirn und Rückenmark. Bei Nervenkrankheiten, nervöser Schlaflosigkeit, Hirnreizungszuständen und krampfartigen Beschwerden vor und während der Menstruation hat sich Zincum chloratum als nützlich erwiesen. Ein Versuch mit diesem Mineral ist auch bei Zuckerkrankheit sinnvoll.

Nr. 22 Calcium carbonicum (Kalziumkarbonat, $CaCO_3$)

wird bei frühzeitigem Altern verwendet, außerdem bei chronischen Schleimhautkatarrhen der Augen, Ohren und Luftwege sowie bei Lymphdrüsenschwellungen.

Nr. 23 Natrium bicarbonicum (Natriumbikarbonat, Natron, $NaHCO_3$)

aktiviert den Stoffwechsel, insbesondere die Ausscheidungen über die Harnwege, wie z.b. die Harnsäure, und regt die Tätigkeit der Bauchspeicheldrüse an.

Nr. 24 Arsenum jodatum (Arsentrijodid, AsJ_3)

wirkt vor allem auf das Lymphdrüsensystem, die Lunge und die Haut. Bei Hautleiden hat es sich vor allem bei nässenden Ekzemen und bei der Akne Jugendlicher bewährt. Weitere Anwendungsgebiete finden sich bei Lungenkrankheiten, die mit Abmagerung und großer Ermattung verbunden sind sowie bei der mit chronischem Darmkatarrh auftretenden Auszehrung bei Kindern. Auch Heuschnupfen und Bronchialasthma werden als Anwendungsgebiete genannt.

KAPITEL 18

Heilungsbeispiele

Die in diesem Kapitel wiedergegebenen Berichte über Heilungen durch Dr. Schüßler-Salze verdanke ich teilweise Dr. Karl Kirchmann*. Zum Teil handelt es sich aber auch um Berichte, die in unserem ‚Arbeitskreis: gesund leben' zusammengestellt und ausgewertet worden sind.

Soweit möglich, haben wir zu den einzelnen Heilungsbeispielen jeweils die Schüßlerminerale angegeben, mit denen die erfolgreiche Behandlung erfolgte. Bei vielen Heilungsbeispielen handelt es sich jedoch um Zuschriften von Patienten an ihren Arzt Dr. Karl Kirchmann aus den Jahren vor 1960. Die Verfasser der Berichte geben darin ihre Krankheitssymptome und die Wahl der erfolgreich angewandten Schüßlerminerale nicht immer genau genug wieder. Unsere Möglichkeiten zur Rekonstruktion stießen verständlicherweise nach so vielen Jahren auf enge Grenzen. Um dem Leser dennoch Hilfen an die Hand zu geben, haben wir in Fußnoten zu einzelnen Heilungsberichten jeweils die Minerale angegeben, die in der Schüßler-Therapie üblicherweise bei vergleichbaren Krankheitsbildern angewandt werden. Zu bedenken ist aber, daß die Wahl der Mittel bei unterschiedlichen Konstitutionstypen abweichen kann, s. Kapitel 9.

Heilungsbeispiel: **Migräne**

Der etwa 40jährige Patient F.L. berichtet:

„Ich ging abends mit Kopfschmerzen zu Bett und stand am nächsten Morgen mit unerträglichen Kopfschmerzen wieder auf. In meiner Verzweiflung probierte ich alle gängigen Kopfschmerztabletten durch. Aber je mehr ich von diesen Tabletten einnahm, um so heftiger traten hinterher die Kopfschmerzen auf.

Schließlich empfahl mir ein Bekannter, es doch einmal mit Bio-

---

*Kirchmann 1962, 326 ff.

78

chemie zu versuchen. Ich war zu einem Versuch bereit, weil ich befürchtete, daß ich durch den hohen Schmerzmittelkonsum auf die Dauer meinen Körper völlig vergiften und die Nieren schädigen würde. Mein Bekannter sagte mir, daß ich die Schüßler-Tabletten in der Dosierung von täglich viermal drei Tabletten einnehmen und langsam im Mund zergehen lassen sollte.* Notwendig sei, daß ich das Ganze kurmäßig über eine Zeit von drei bis vier Monate durchführen würde. Bei sehr heftigen Schmerzen sollte ich außerdem 10 Tabletten magn. phos. (Nr. 7) in heißem Wasser auflösen und langsam trinken.

Ich begann diese Kur ohne allzuviel Hoffnung.

An den ersten Tagen nach Beginn der Kur traten noch heftigere Schmerzen auf als bisher. In der zweiten Woche waren die Schmerzen völlig verschwunden. Drei volle Wochen war ich ohne Schmerzen. Dann traten sie nochmals für kurze Zeit auf, verschwanden aber sofort wieder nach Anwendung von magn. phos. (Nr. 7) in heißem Wasser. Ich freue mich sehr über diesen Heilerfolg."

Heilungsbeispiel: **Entwicklungsstörung bei einem Säugling**

Frau M.W. aus H. schreibt:

„Mein Junge, damals dreiviertel Jahre alter Säugling, konnte nicht sitzen, sich nicht aufrichten und nicht stehen. Ich wandte mich an Herrn Dr. Kirchmann. Seit dieser ihm calc. fluor. (Nr. 1), calc. phos. (Nr. 2) und silicea (Nr. 11) verordnet hatte, änderte sich das Bild sehr schnell. Der Junge ist jetzt 1 ¼ Jahre alt, steht sehr gut und fängt auch schon an zu laufen. Da der Kleine sehr zart ist, ist dies alles wie ein Wunder, und es ist ein Beweis, wie gut die biochemischen Mittel helfen."

---

*Welche Schüßler-Minerale hier außer Magn. phos. (Nr. 7) angewandt worden sind, ließ sich diesem Heilungsbericht leider nicht entnehmen. In Frage kommen: Ferr. phos. (Nr. 3), Kal. phos. (Nr. 5), Natr. chlor. (Nr. 8), Natr. sulf. (Nr. 10), Natr. phos. (Nr. 9) und Silicea (Nr. 11). Die Behandlung richtet sich nach der Art der Kopfschmerzen, die sehr unterschiedlich auftreten können, s. hierzu im einzelnen Kapitel 20 unter dem Stichwort „Kopfschmerzen".

Heilungsbeispiel: **starke Blasenentzündung, Schmerzen in den Unterschenkeln, Husten, Wirbelsäulenleiden infolge einer Kriegsverletzung**

Auszüge aus einem umfangreichen Heilungsbericht von Frau E.R. in Berlin:

„... Am Dienstag voriger Woche kommt meine Tochter auf Besuch und kann sich kaum hinsetzen: eine starke Blasenentzündung.* Vor Brennen hielt sie es kaum mehr aus. Sie hatte wiederholt zum Frühstück Milch aus dem Kühlschrank getrunken – also eigene Dummheit! Da ich immer die Bio-Mittel im Hause habe, gab ich ihr das Verordnungsbuch, damit sie sich selbst das in Frage kommende heraussuchen konnte ...

Als ich sie am Donnerstag, also nach zwei Tagen, anrief, merkte ich sofort an ihrer Stimme, daß alles überstanden war ...

Eine andere Sache mit meinem Mann. Er klagt soviel über Schmerzen in den Unterschenkeln.** In der vorigen Woche war es so schlimm, daß er kaum noch laufen konnte. Die Salze haben nach wenigen Tagen schon geholfen ...

Ebenso unser Husten. Nachts hinderten wir uns gegenseitig am Schlafen durch das trockene Bellen. Jetzt schlafen wir durch ...

Ein Bekannter von mir hat kürzlich mit Biochemie seine Wirbelsäule ausgeheilt. Er hatte sein Leiden aus dem Krieg mitgebracht und hatte seitdem ein Stahlkorsett tragen müssen ...“

Heilungsbeispiel: **Schmerzen in den Waden**

Herr W.G. in A. schreibt:

„Anfang des Jahres war ich längere Zeit in ärztlicher Behandlung. Ich konnte schlecht laufen und hatte Schmerzen in den Waden. Da ich beruflich viel laufe, mußte ich beim Gehen häufig stehenbleiben vor Schmerzen. Die Beine waren schwer wie Blei. Die vom

---

*Ferrum phos. D 6 (Nr. 3)
**Die Beschreibung der Symptome ist hier und bei den folgenden Beispielen für konkrete Heilungsempfehlungen nicht genau genug wiedergegeben.

Arzt verordneten Medikamente schlugen nicht an. Man sagte mir einfach, es sei eine Alterserscheinung oder die sogenannte Schaufensterkrankheit. Mein Alter ist 57 Jahre ...
Durch Empfehlung von Herrn R. kam ich dann zu Ihnen.
Seit mehreren Monaten nehme ich Ihre biochemischen Tabletten. Sehr geehrter Herr Dr. Kirchmann, ich möchte Ihnen zur Freude mitteilen, daß es mir mit meinen Beinen sehr gut geht und daß ich wieder sehr gut laufen kann. Ich war im Urlaub in Tirol im Hochgebirge, habe große Bergtouren unternommen und Fußmärsche bis zu 25 km gemacht."

Heilungsbeispiel: Arthritis, Rückenschmerzen, Hexenschuß

Frau M.M. in K. schreibt:

„Mein Mann und ich sind dermaßen glücklich über die Heilung von meiner Arthritis, daß ich Ihnen hiermit unseren herzlichsten Dank aussprechen möchte. Seit mehr als zehn Jahren litt ich an steten Kreuzschmerzen und öfteren Hexenschüssen. Den Kopf konnte ich nicht bewegen, auch nicht die Arme heben. Es würde zu weit führen, alle Behandlungsmethoden in den zehn Jahren aufzuzählen. Nach Aussagen der Ärzte gab es keine Rettung mehr; nur eben Linderung der Schmerzen durch eine eventuelle Operation an der Wirbelsäule ... Ich war so verzweifelt, daß ich oft an Selbstmord dachte.

Nun las ich vor zwei Jahren, daß diese Krankheit durch Biochemie geheilt werden kann. Ich glaubte nicht an die Sache, aber ich versuchte es: calc. fluor., calc. phos., natr. mur., und einmal in der Woche silicea ... Nach dem vierten Monat wurden die Schmerzen erträglicher, und nach 8 Monaten konnte ich wieder schwimmen und turnen. Wetterveränderungen spüre ich nicht mehr, und auch meine Arme machen mir keine Beschwerden mehr. Ich kann es oft gar nicht glauben, daß ich wirklich einmal so arm dran war! ...

Und nun noch etwas: Wir besitzen einen schwarzen Spitz, der schon zehn Jahre alt ist. Im Frühjahr fing er an, vollkommen steif zu werden. Bei feuchtem Wetter mußten wir ihn die Treppe hochtragen ... Wir versuchten es auch hier mit denselben Mitteln, da die Krankheit dieselbe zu sein schien wie die meinige. Und tatsächlich: Nach drei Monaten war unser Spitz wieder der alte! Täglich hatte ich ihm sechs Tabletten, in Wasser aufgelöst, unter sein Essen gemischt. Unsere Bekannten wollten es oft nicht glauben, daß ich mit diesen einfachen Naturheilmitteln den Hund wieder so lebendig bekam ..."

Heilungsbeispiel: **Schlafstörungen**

Frau Dr. med. J.K. in N. schreibt:

„... Die Schüßler Nervensalze* haben bei mir selbst sehr gut gewirkt. Ich kann jetzt wieder jede Nacht durchschlafen, während ich vorher immer stundenlang wach lag. Dieser Erfolg ist bei mir Auslöser gewesen, mich stärker Naturheilmethoden zuzuwenden und meinen Patienten Dr. Schüßler-Salze zu verordnen, wo sich dies anbietet."

Heilungsbeispiel: **Altersherz, Arterienverkalkung**

Frau L.G. in W. schreibt:

„Seit einigen Monaten bin ich zur Biochemie übergegangen, nachdem die üblichen Mittel nicht recht helfen wollten. Ich bin jetzt besonders dankbar für eine biochemische Arterienkur, die mir, besonders meinem Herzen, wunderbar hilft ..."**

Heilungsbeispiel: **Bandscheibenvorfall**

Frau C. in K. berichtet:

„Vor einigen Jahren wurde ich durch die Schüßlersalze von einem Bandscheibenvorfall geheilt.*** Nun bitte ich wiederum um Ihren Rat."

---

*Gemeint sind: Kal. phos. D 6 (Nr. 5) und Magn. phos. D 6 (Nr. 7)
**Calc. fluor. D 12 (Nr. 1), Kal. phos. D 6 (Nr. 5), Kal. jod. D 12 und Silicea D 12 (Nr. 11)
***Calc. fluor. D 12 (Nr. 1), Silicea D 12 (Nr. 11) und Einreibungen mit Natrium chloratum Salbe

Heilungsbeispiel: **Bandscheibenleiden**

Herr K.B. in K. schreibt:

„Sehr geehrter Herr Dr. Kirchmann,
nachdem ich von etwa Anfang August bis Ende des vergangenen
Jahres, also etwa fünf Monate lang, genau nach Ihrem Rezept eingenommen hatte*, habe ich seitdem von meinem Bandscheiben-
schaden nichts mehr gespürt. Ich habe mit meinem Bericht immer
noch gewartet, weil ich, noch skeptisch, erst einmal beim Garten-
graben usw. eine Feuerprobe machen wollte. Ich kann Ihnen heute
mitteilen, daß ich alles ohne Beschwerden überstanden habe ...
Es war früher bei mir so, daß ich mich nach schwerer Gartenarbeit, besonders nach vielem Bücken, oft nicht wieder aufrichten
konnte, sondern mehr kriechend als gehend erst langsam wieder in
die normale, aufrechte Haltung kam. Jetzt sind diese Beschwerden
gänzlich vorbei. Erst in den letzten Tagen habe ich es wieder erlebt:
Ich habe viel Gartenarbeit in gebückter Haltung gemacht und alles
ohne Beschwerden, wie in früheren Jahren ... Ich möchte nur wünschen, daß sich viel mehr Menschen als bisher der Biochemie bedienen möchten ...“

Heilungsbeispiel: **Trigeminus-Neuralgien**

Herr R.W. aus K., 73 Jahre alt, berichtet:

„... Ich möchte Ihnen die erfreuliche Mitteilung machen, daß auf
Grund Ihrer vorzüglichen Mittel meine Gesichtsneuralgien, die mich
sehr gequält hatten, verschwunden sind ...“**

---

*Calc. fluor. D 12 (Nr. 1), Silicea D 12 (Nr. 11) und Einreibungen mit Natrium
chloratum Salbe
**Kal. phos. D 6 (Nr. 5), Magn. phos. D 6 (Nr. 7), Calc. phos. D 6 (Nr. 2), Zincum
chlor. D 6 (Ergänzungsmittel)

Heilungsbeispiel: **Adererweiterung**

Frau C.H. in K. schreibt:

„Ich litt an Adererweiterung am Oberschenkel. Ich wandte mich an eine Ärztin in K., die nach vergeblicher zweimonatiger Behandlung mir erklärte, daß da nicht viel zu machen sei, es gäbe nur ein Aufhalten, aber keine Heilung. Ich ging noch am gleichen Tage zu einem Heilpraktiker, der mich mit Schüßlersalzen behandelte.[*] Acht Wochen später war ich vollkommen geheilt.

Dies ist jetzt drei Jahre her. Sobald sich im Laufe dieser Zeit an der gefährdeten Stelle ein leichter Schmerz bemerkbar machte, nahm ich vorübergehend wieder die gleichen Mittel, und es ist niemals wieder zu einer Adererweiterung gekommen.

Dies teile ich Ihnen dankbar mit. Mit der Veröffentlichung meines Berichts bin ich einverstanden ..."

Heilungsbeispiel: **Bandscheibenerkrankung**

Frau R.P. in R. berichtet:

„Sehr geehrter Herr Dr. Kirchmann, nach jahrelanger erfolgloser ärztlicher Behandlung einer Bandscheibenerkrankung versuchte es mein Schwager als Letztes mit der Biochemie.[**] Der Erfolg nach der zweiten Biochemiekur war verblüffend! Mein Schwager kann heute schon wieder voll arbeiten und die Schmerzen beim Wetterumschlag sind wie weggeblasen. Ich möchte Ihnen hiermit meinen besten Dank aussprechen und wünsche, daß allen Menschen so geholfen werden kann ..."

Heilungsbericht: **Bandscheibenerkrankung**

Frau I.L. in B. schreibt:

„Sehr geehrter Herr Dr. Kirchmann,
vor Jahren ist mir durch Zufall Ihr Artikel über Bandscheiben-

---

[*]Calc. fluor. D 12 (Nr. 1), Silicea D 12 (Nr. 11) und Kal. phos. D 6 (Nr.5), auch als Salbe
[**]Vor allem Calc. fluor. D 12 (Nr. 1), Kal. phos. D 6 (Nr. 5), Silicea D 12 (Nr. 11) und Natrium chlor. D 6 (Nr. 8), auch als Salben

erkrankungen in die Hände gefallen. Da ich an dieser Krankheit litt und schon sehr viele Behandlungen ohne Erfolg durchgemacht hatte, versuchte ich nach Ihren Aufzeichnungen die Biochemie-Kur.*" Der Erfolg war erstaunlich, nach einem Vierteljahr schon verspürte ich sehr viel Besserung, und nach einem halben Jahr war alles in Ordnung. Ich bin Ihnen noch heute dankbar dafür und wende mich deshalb erneut mit einer Bitte an Sie ..."

Heilungsbericht: **Zahnvereiterung**

Herr J.S. in G. berichtet:

„Vor drei Jahren war mein linker Eckzahnstummel vereitert und entzündet. Der Zahnarzt wollte ziehen. Er gab mir eine Spritze, dann versuchte er es. Da dieser und ein zweiter Versuch scheiterten, schlug er vor, abwarten, bis die Entzündung weg sei. Ich nahm dann von Ihren biochemischen Mitteln gegen Entzündung und gegen Geschwulst.** Als ich nach einer Woche wieder zum Zahnarzt ging, waren Entzündung und Geschwulst verschwunden. Zunächst lächelte er überlegen, machte dann allerlei Proben und meinte schließlich: „Wissen Sie, da scheint doch etwas dran zu sein, die Vereiterung ist wirklich weg." Ich bat dann, vom Ziehen abzusehen, er hat den Nerv getötet, die Wurzel gefüllt, und ich habe seitdem (also in drei Jahren) keine ernsthaften Beschwerden mehr gehabt.

Von Zeit zu Zeit nehme ich dann wieder ein biochemisches Mittel, wenn mir etwas verdächtig vorkommt, und damit bin ich zufrieden!

Nach diesen meinen eigenen guten Erfahrungen mit den biochemischen Mitteln kann ich nur wünschen, daß recht viele Menschen sich ihrer bedienen, und ich würde mich freuen, wenn ich zu ihrer Verbreitung beitragen kann ..."

---

*Vor allem Calc. fluor. D 12 (Nr. 1), Kal. phos. D 6 (Nr. 5), Silicea D 12 (Nr. 11) und Natrium chlor. D 6 (Nr. 8), auch als Salben
**Ferr. phos. D 12 (Nr. 3), Calc. phos. D 12 (Nr. 2), Silicea D 6 (Nr. 11)

Heilungsbericht: **Erbrechen, Grippe, hohes Fieber**

Frau L.R. in B. schreibt:

„... Unsere Kinder waren erkrankt mit heftigem Erbrechen, Grippe und Fieber bis 39°. Jedem Kind habe ich abends 30 Tabletten kal. phos., in heißem Wasser aufgelöst, gegeben. Die Kinder waren schon am nächsten Morgen fieberfrei und wohlauf. Anschließend haben sie noch kal. chlor. und natr. sulf. bekommen. Dies ist doch wirklich ein Beweis, wie sehr gut immer wieder die biochemischen Mittel helfen."

Heilungsbericht: **schwere Nagelbettentzündung**

Dieselbe Frau berichtet weiter:

„... Auch bei einer schweren Nagelbettentzündung bei meiner Tochter haben wir Silicea-Salbe verwendet und die verschiedenen Tabletten zum Einnehmen ...* Sie hat wirklich keine großen Schmerzen gehabt, und nach vier Tagen kam schon der Eiter, alles gleich gut verheilt, sie hat auch den Nagel behalten ..."

Heilungsbericht: **schwere Grippe, Aderverkalkung und Krampfadern**

Herr S.M. in B. schreibt:

„... Seit 46 Jahren bin ich Anhänger der biochemischen Heilweise und habe durch sie schon die Heilung von vielen Krankheiten erreicht. Im letzten Winter habe ich mich durch Einnehmen dieser Mittel von einer schweren Grippe geheilt (Fieber bis 40°). Die Mittel gegen Aderverkalkung und gegen Krampfadern haben bei mir sehr gut gewirkt. Ich nehme dieselben allerdings seit vielen Monaten in regelmäßigem Wechsel und ernähre mich sehr gesund. Schon viele Verwandte und Bekannte habe ich durch meine eigenen Heilerfolge für die Biochemie gewonnen ..."

---

*Ferr. phos. D 12 (Nr. 3), Calc. fluor. D 12 (Nr. 1)

Heilungsbericht: **hoher Blutdruck**

Frau J.B. in H. schreibt:

„Sehr geehrter Herr Dr. Kirchmann, ... nach jahrelangem hohen Blutdruck (über 200) kann ich Ihnen die freudige Mitteilung machen,
daß bei der letzten Messung vom Arzt mein Blutdruck normal war –
170! Ich bin sehr glücklich darüber! ...“*

Heilungsbericht: **Kräftigung des Haarwuchses**

Frau E.L. in H. berichtet:

„Im Juli vorigen Jahres suchte ich einen bekannten Hamburger Fri-
siersalon auf, um mir eine Dauerwelle machen zu lassen. Als ich
nach 3/4 Jahren wieder in diesen Salon kam, um mir eine Dauerwelle legen zu lassen (das regelmäßige Haarwaschen besorge ich
selbst), war die Friseurmeisterin erstaunt über mein Haar. ,Was haben Sie bloß mit Ihrem Haar gemacht?' meinte sie, ,es ist ja nicht
wiederzuerkennen! Als Sie damals hier waren, fiel mir auf, daß jedes einzelne Haar schwach und dünn war, und jetzt ist es so kräftig
und gesund.' Ich habe ihr nur erwidert, daß ich eine biochemische
Kur mit Schüßlersalzen gemacht habe.** Begreiflicherweise hat mich
die Feststellung der Friseurmeisterin sehr erfreut.“

Heilungsbericht: **Bronchitis mit starker Verschleimung**

Dieselbe Frau berichtet von ihrer Mutter, die seit Jahren unter einer
Bronchitis mit starker Verschleimung litt. Nach dem Einnehmen
biochemischer Mittel*** verschwand ihr Husten völlig. Sämtliche
vorher eingenommenen allopathischen Mittel hatten keinen durch-
greifenden Erfolg gebracht.

---

*Calcium fluor. D 12 (Nr. 1), Kal. jod. D 6 (Ergänzungsmittel), Kal. phos. D 6 (Nr. 5)
und Magn. phos. D 6 (Nr. 7)
**Vor allem Silicea D 12 (Nr. 11)
***Ferr. phos. D 6 (Nr. 7), Kal. chlor. D 6 (Nr. 4), Magn. phos. D 6 (Nr. 7), Magn.
sulf. D 12 (Ergänzungsmittel)

Heilungsbericht: **Krampfadernleiden, Blasenleiden**

Frau M. K. in H. schreibt:

„Sehr geehrter Herr Dr. Kirchmann,
mein Krampfadernleiden ist durch Ihre biochemischen Tabletten calc.
fluor. und silicea und beide Cremes fast 100 Prozent geheilt in 1 ½
Jahren. Auch mit der Schönheitscreme bin ich sehr zufrieden. Seit
30 Jahren gebrauche ich in vorkommenden Fällen stets Biochemie,
und die Mittel haben mir immer geholfen. Auch meine alte Mutter
wurde ihr Blasenleiden schnell los."

Heilungsbericht: **Appetitlosigkeit, verzögerte Entwicklung eines
Säuglings**

Herr A.B. in H. schreibt:

„... Meine Tochter Gabriele hat sich nach Anwendung der biochemischen Funktionsmittel Nr. 1, calc.fluor., und Nr. 2, calc. phos.,
großartig entwickelt. Ihre Appetitlosigkeit hat sich vollkommen ge-
wandelt, sie ißt jetzt gern, und die Entwicklung ihres Körpers nimmt
jetzt endlich einen normalen Verlauf.

Ich hatte wirklich schon alle Hoffnung aufgegeben, als mich ein
gütiges Schicksal Sie, sehr geehrter Herr Dr. Kirchmann, und die
Biochemie kennenlernen ließ ..."

Heilungsbericht: **schlaffe Haut, Faltenbildung**

Frau M.M. aus R. berichtet:

„... Die Creme* hat sich als sehr wirksam erwiesen, obgleich ich
schon 70 Jahre alt bin ..."

---

*Gemeint ist Silicea (Nr. 11) als Salbe

Heilungsbericht: **Schlaflosigkeit, Herzschwäche**

K. L. aus M.:

„... ich bin 55 Jahre alt und konnte in den letzten Jahren immer schlechter schlafen. Fast jede Nacht lag ich mehrere Stunden lang wach. Nachdem ich vier Monate lang die Dr. Schüßler-Nervensalze* genommen habe, schlafe ich jede Nacht durch. Auch mein Herz ist wieder leistungsfähiger geworden. Ich unternehme wieder Fahrradtouren und fühle mich frisch und kräftig ...“

Heilungsbericht: **Lebensschwäche bei einem frühgeborenen Säugling**

Hier ist zunächst der auszugsweise Bericht der Universitäts-Kinder-Klinik Köln-Lindenburg:

„Frühgeburt, 6-Monatskind, Gewicht 1320 g bei einer Körperlänge von 41 cm. Das an sich schon kaum lebensfähige Kind kam nach längerem Transport in sterbendem Zustand in die Klinik; Atemlähmung (Apnoe), die gesamte Körperoberfläche tief schwarzblau verfärbt. Behandlung mit Sauerstoff, Wärme, Traubenzucker, Alete, Möhrensuppe, Banane, Eledon usw.

Nach dreimonatigem Klinikaufenthalt Entlassung nach Hause, Gewicht war auf 2980 g gestiegen.“

Nun berichtet der Vater des Kindes, Herr H.W.E. in E.:

„Das Kind hat nach seiner Rückkehr aus der Klinik vom ersten Tage an die biochemischen Mittel bekommen. Ich habe sie in einer elektrischen Kaffeemühle gemahlen und dem Kind jeweils in das Fläschchen getan, bzw. als es älter wurde, als Pulver gegeben ... Zwei große Spritzenabszesse, hervorgerufen durch Spritzen gegen Keuchhusten, haben wir mit silicea, Arnika und Honig behandelt. Auch jetzt bekommt der Junge nach wie vor seine Biochemie. Ich muß sagen, daß dies alles dem Kind gut bekommt. Ebenfalls kann ich Ihnen mitteilen, daß das Kind, obwohl es als Frühgeburt doch sehr

---

*Kal. phos. D 6 (Nr. 5) und Magn. phos. D 6 (Nr. 7)

anfällig war, auch in diesem Winter mit all den Grippeerscheinungen keinerlei Erkältungskrankheiten gehabt hat; dies ist besonders bemerkenswert, weil der Junge auf Grund unseres Ladengeschäftes mit sehr vielen Kunden, deren Kinder Keuchhusten, Masern, Grippe usw. hatten, zusammenkommt. Unserem Andreas hat dies alles nichts ausgemacht. Ich glaube, daß ihm die biologischen Mittel in Verbindung mit naturreinem Honig die Abwehrkräfte gegeben haben, die er braucht.

Zum Schluß möchte ich noch bemerken, daß meine Schwiegereltern schon fast 50 Jahre sich nur mit biochemischen Mitteln kurieren und stets mit gutem Erfolg! ..."

Heilungsbericht: **Gewichtsabnahme bei Übergewicht**

Frau R. J. aus U. berichtet:

„Etwa acht Wochen, nachdem ich mit dem Einnehmen der Dr. Schüßler-Salze* angefangen hatte, konnte ich feststellen, daß ich fünf Pfund abgenommen hatte, obwohl ich meine Ernährungsgewohnheiten wie bisher beibehielt. Ich erkläre mir diesen Erfolg durch eine Anregung des Stoffwechselgeschehens durch die biochemischen Mittel. Das allein ist neben meinem größeren Wohlbefinden schon ein guter Erfolg ..."

---

*Vor allem Natr. sulf. D 6 (Nr. 10)

KAPITEL 19

Gesunde Lebensführung

Um dauerhaft gesund zu bleiben, genügt es nicht, jeden Tag ein paar Tabletten mit Schüßlermineralen zu nehmen, zur Gesundheitsvorsorge sozusagen. Selbst die besten Heilmittel können ihre Wirkung nicht voll entfalten, wenn die übrige Lebensführung die Gesundheit zerstört.

Ernährung

Entscheidende Bedeutung für unsere Gesundheit hat die Ernährung. Das ist nichts Neues. Es gibt viele Bücher zu diesem Thema. Trotzdem ernähren sich die meisten Menschen in unserer Überflußgesellschaft falsch.

Der alte Satz „Der Mensch ist, was er ißt" gilt immer noch – oder jetzt erst recht, in einer Gesellschaft, die sich von den Kraftquellen der Natur mit jedem Tag weiter entfernt.

Alle Nahrung auf unserem Teller sollte soweit wie irgend möglich naturbelassen sein. Der Rohkostanteil in der Ernährung kann nicht hoch genug sein. Alles Grüne ist besonders wertvoll: Salat, Kräuter, Gurken, Rettiche, Fenchel, Zucchini, Brennessel, Löwenzahn. Hinzu kommen Tomaten, Zwiebeln, Sellerie, Schwarzwurzeln, Knoblauch, Lauch, Pastinaken, Topinambur, Kartoffeln, alle Kohlsorten, Möhren, Erbsen, Bohnen und vieles andere mehr, was im Garten wächst. Zusätzlich sind alle Obstsorten zu empfehlen, vor allem die heimischen.

Ein weiterer Schwerpunkt liegt bei den Körnern: Weizen, Roggen, Dinkel, Grünkern, Hirse, Sesam, Sonnenblumenkerne, Vollkornreis, Maismehl (Polenta), Hafer, Buchweizen. Hinzu kommen die Hülsenfrüchte, wie Erbsen, Linsen, Azukibohnen, Sojabohnen, Kidneybohnen, Weißbohnen.

Die meisten Körner und Bohnen kann man auch keimen lassen und als Sprossen in Gemüse oder in Salat essen. Die Möglichkeiten sind fast unbegrenzt. Und es gibt inzwischen genug geeignete Kochbücher hierzu mit einer Fülle von Rezepten. Nach ihnen zu essen, kann viel Freude bereiten.

Sehr wichtig ist der Verzicht auf Mikrowellenzubereitung, auf konservierte bzw. industriell vorbereitete Nahrungsmittel, auf weißen Zucker, Weißmehl und geschälten Reis, weil durch sie die natürlichen Verdauungsvorgänge schwer gestört werden.

Viele chronische Krankheiten sind sogenannte Eiweißspeicherkrankheiten. Die Bevölkerung der Industrienationen nimmt viel zuviel Eiweiß, vor allem tierischer Herkunft, zu sich. Diese Eiweißüberladung begünstigt das Entstehen von Allergien, führt zu einer Anhäufung von Stoffwechselschlacken und zur Störung des Mineralstoffwechsels. Der menschliche Körper kann die artfremden Eiweiße des Rindes, des Schweins oder anderer Tiere nicht problemlos in den eigenen Stoffwechsel einbeziehen. Er lagert sie ab: in den Wänden der Blutgefäße, in den Zellen der Organe, zwischen den Zellen, in den Gelenken, im Bindegewebe und den Lymphdrüsen. Die Ursachen für Arterienverschlüsse, Leistungsschwächen des Gehirns, Rheuma, Osteoporose und Allergien sind zu einem wesentlichen Teil auf die „Eiweißmast" mit tierischem Eiweiß zurückzuführen.

Wichtig ist auch, daß die Nahrung im Mund gut zerkleinert wird. Durch gutes Kauen mit gesunden Zähnen lassen sich Funktionsstörungen des Darms vermeiden. Das Essen bekommt uns besser, wenn wir uns während der Mahlzeit innerlich ganz auf das einstellen, was wir vor uns haben: Wo kommt es her, wie ist es zubereitet worden, wie wird es schmecken?

Was die Menge der Nahrungsaufnahme betrifft, so ist etwas mehr Kargheit insgesamt sicher hilfreich. Es schadet nicht, inmitten der Überflußgesellschaft ab und an zu spüren, wie das Gefühl von Hunger beschaffen ist. Und unseren Organismus entlastet es ein wenig von seiner Verdauungsarbeit. Er kann sich dann mehr auf die Schlackenbeseitigung konzentrieren.

Daß das Übermaß an Genußgiften wie Nikotin, Alkohol und Kaffee der Gesundheit schadet, ist so oft beschrieben und dennoch viel zuwenig beachtet worden. Selbst koffeinfreier bzw. koffeinarmer Kaffee ist schädlich, denn er enthält krebserregende Restprodukte aus dem Entkoffeinierungsprozeß.[*]

---

[*]Braun von Gladiss 1991. 251

Wasser

Wir können viele Wochen lang ohne Nahrung leben. Aber ohne Wasser erlischt unser Leben innerhalb von Tagen. Jeder Mensch besteht zu 65 bis 70 Prozent aus Wasser. Das Körperwasser ist die „Kläranlage" des Organismus. Es nimmt alle Stoffwechselschlacken auf und leitet sie über die Lymphe und das Blut aus dem Körper aus. Ist diese Ausleitung nicht möglich, weil der Körper seine Fähigkeit zu entgiften verloren hat, so lagert er die anfallenden Giftstoffe im Fettgewebe, in den Knochen, im Bindegewebe und in den Organen. Diese Giftstoffe stammen übrigens nicht nur aus dem körpereigenen Stoffwechsel oder aus Entzündungsprodukten, sondern sie dringen mit der Nahrung und der Atemluft auch von außen in den Organismus ein. Je höher das Körperwasser mit solchen schädlichen Abfallstoffen belastet ist, um so wichtiger wird die Zufuhr frischen Wassers, das sie ausschwemmen kann.

Wenn wir diese Ausleitungsvorgänge anregen wollen, so ist es notwendig, besonders viel Wasser zu trinken, das möglichst selbst frei von Giftstoffen sein sollte.

Das beste Wasser ist Quellwasser, das aus dem tiefen Inneren der Erde fließt und direkt aus der Quelle getrunken wird. Dieses Wasser hat noch die hohe energetische Qualität der Erde. Es ist durch keine Kunststoff- oder Metallrohre geflossen und noch nicht mit Chemie „aufgebessert" worden. Es besitzt noch die vollen Levitationskräfte, mit deren Hilfe sich Lachse und Forellen gegen Strömung und Schwerkraft selbst Wasserfälle hinaufschnellen können. Diese Levitationskraft ist eine der Erdanziehung entgegengesetzte Kraft. Neben dem Sonnenlicht verkörpert sie eine der wichtigsten Erscheinungsformen kosmischer Energie auf der Erde.

Die alten Kelten wußten vor Jahrtausenden, warum ihnen sonnenbeschienene Quellen heilig waren.

In unserer Zeit spricht der zweifache Nobelpreisträger Linus Pauling von der im Wasser gespeicherten Energie als von „galaktischen Kräften". Er stellt dar, daß Wasser eine außerordentlich große Speicherfähigkeit für Energie besitzt, ohne die ein Leben auf der Erde nicht möglich wäre. Wenn man Wasser nur in seiner chemischen Zusammensetzung, H_2O, begreift, so geht man an seinem eigentlichen Charakter als Träger von Lebenskraft vorbei.

Unser Trinkwasser ist vielfach mit Pestiziden, Schwermetallen, Nitraten, Konservierungsmitteln, radioaktiven Substanzen, Autoabgasen, Asbestfasern und Chlor belastet. In Ballungsgebieten ist es oft schon so ungenießbar, daß selbst die Behörden vor dem Trinken aus der Wasserleitung warnen. Hier bleibt die Möglichkeit, auf Mineralwasser auszuweichen, das allerdings oft auch schon von Schadstoffen belastet ist.

Inzwischen gibt es eine Menge von Geräten, mit denen sich chemisch überfrachtetes Leitungswasser weitgehend reinigen läßt: Eingesetzt werden Membransysteme, Kohlefilter und Destillation. Am besten eignen sich nach dem augenblicklichen Erkenntnisstand Membranfilter zur Aufbereitung des Trinkwassers.

Viele Menschen vernachlässigen die Bedeutung der inneren Reinigungsfunktion, die die reichliche Zufuhr von Wasser für unseren Körper hat. Sie ist heute aber besonders wichtig, weil wir mehr Schadstoffbelastungen ausgesetzt sind als die Menschen je in einer anderen Zeit zuvor.

Um den Entgiftungsprozeß in unserem Organismus in Gang zu halten, ist es notwendig, daß wir jeden Tag zwei bis drei Liter Wasser trinken. Cola, Kaffee, Bier und Wein sind kein angemessener Ersatz für eine ausreichende Versorgung des Körpers mit Wasser. Wenn Sie Wasser auf die Dauer vom Geschmack her als zu langweilig empfinden, bleiben Kräutertees oder Kombucha; das ist ein sehr erfrischendes, stark entgiftendes, gesundheitsförderndes Teepilzgetränk, das man in China und Japan seit zweitausend Jahren schätzt. Seit einiger Zeit beginnt es sich auch bei uns durchzusetzen. Dieses Getränk kann man sich problemlos aus Tee und Zucker (der nicht schadet, weil er fast vollständig vergärt) oder Honig selbst ansetzen. Man braucht dazu einen Teepilz. Ihn kauft man einmal. Er hält ein Leben lang.[*]

---

[*]Nähere Informationen, wie man das Kombucha-Teegetränk selbst herstellt, Anleitungen und Bezugsquellen finden Sie in dem Buch: Dr. Günter Harnisch, Kombucha – geballte Lebenskraft aus der Natur, Turm Verlag, 2. Aufl. 1993.

Bewegung

Unser ganzer Körper ist auf Bewegung hin angelegt. Von den rund hunderttausend Jahren seiner Existenz hat der Mensch mindestens 95 Prozent als Läufer, als Jäger und Sammler gelebt. Jeder gesunde Mensch, der sich einige Wochen lang ins Bett legt, wird krank. Seine Muskeln erschlaffen, sein Bewegungsapparat verkümmert und sein Stoffwechsel gerät in Unordnung. Trotzdem verhalten wir uns heute vielfach so. als wäre Bewegung etwas. das wir möglichst vermeiden sollten.

In den meisten Streßsituationen. denen wir heute ausgesetzt sind, stellt sich unser Körper zwar auf Angriff oder Flucht ein, wie das früher einmal, weit zurück in der Stammesgeschichte des Menschen, sinnvoll war. Aber ein Tritt auf das Gaspedal ist meist alles, was dann an Muskelreaktionen folgt. Kein Wunder, wenn sich so die einmal mobilisierten Streßenergien als Cholesterin in den Getäßen ablagern. Wo anders sollen sie bleiben, wenn sie nicht verbraucht werden! Bewegung ist die einzige biologisch angemessene Antwort auf den Streß.

Jede Art der Bewegung eignet sich zum Streßabbau: Joggen, Schwimmen. Radfahren, Spazierengehen, Wandern, Handball- und Basketballspielen, Springen auf dem Trampolin - alles, woran Sie Freude haben. Freude ist das Entscheidende. Denn eine lästige Pflichtübung wird auf die Dauer keinen hohen gesundheitlichen Wert für uns entfalten können.

Denken

Unsere Gedanken gestalten unsere Welt. Wir sind das, was wir den ganzen Tag lang denken. Jeder unserer Gedanken verändert unsere Wirklichkeit. Wenn wir ärgerlichen Gedanken, Wut, Haß, breiten Raum geben, erlauben wir ihnen, daß ihre negativen Energien unser Leben bestimmen. Sie machen uns krank. Natürlich sollen wir die negativen Gedanken und Gefühle nicht verdrängen. Das wäre keine Lösung. Es ist möglich, sie zur Kenntnis zu nehmen und dann loszulassen, damit sie uns nicht unnötig beherrschen.

Denken wir anerkennend, liebevoll annehmend gegenüber uns

selbst und den Menschen in unserer Umgebung, so materialisieren sich diese Gedanken. Sie erfüllen unser Leben. Menschen, die ihre Probleme – und wer hätte die nicht! – heiter und gelassen angehen, werden immer die besseren Lösungen finden und dabei gesünder bleiben. Angst macht uns eng. Wir verkrampfen uns, vergeuden Energie und werden krank.

Das Loslassen von Ärger und negativen Gedanken und Gefühlen läßt sich am besten lernen, wenn wir unser Bewußtsein systematisch trainieren. Fällt es uns erst einmal selbst in der konkreten Situation auf, daß wir wieder einmal negativ gedacht haben, so ist der erste und wichtigste Schritt schon getan. Wir können uns dann darauf konzentrieren, Ärger, Wut, Haß loszulassen und aus uns abfließen zu lassen.

Meditative Methoden können uns dabei sehr gut helfen. Wer regelmäßig meditiert, ist – nachweislich und meßbar – entspannter. Und wer entspannt ist, reagiert gelassener in jeder Situation. Er trifft Entscheidungen ohne Hektik und ist leistungsfähiger. Die Zukunft in einer immer hektischer sich um sich selbst drehenden Welt gehört dem Meditierenden.

Ob man die meditative Entspannung über ein Bild, Worte, Autogenes Training oder Atemübungen erreicht, ist nicht entscheidend. Alle Wege führen zum Ziel. Und es gibt heute genügend geeignete Bücher, Kurse und andere Angebote, die uns helfen, die für uns persönlich am besten geeignete meditative Entspannungstechnik herauszufinden.

KAPITEL 20

Die einzelnen Krankheiten von A bis Z –
und die richtigen Mineralstoffe für ihre Heilung

Aftereinrisse
(Schrunden,
Rhagaden)

Calcium fluoratum D 6 (Nr. 1)
evtl. im Wechsel mit **Silicea D 12** (Nr. 11)
je 3mal täglich 1 Tablette

Äußerlich:

Calcium fluoratum Salbe
oder
Silicea Salbe

Afterjucken

Calcium fluoratum D 12 (Nr. 1)
evtl. im Wechsel mit
Ferrum phosphoricum D 12 (Nr. 3)
2stündlich je 1 Tablette

Äußerlich:

Magnesium phosphoricum Salbe

Akne
(bei Jugendlichen)

Natrium phosphoricum D 6 (Nr. 9)
6mal täglich 1 Tablette über längere Zeit

Silicea D 12 (Nr. 11)
bei eitrigen Pusteln
5mal täglich 1 Tablette

Arsenum jodatum D 12
(Ergänzungsmittel)
Äußerlich:

Natrium phosphoricum Salbe

Angstzustände

Kalium phosphoricum D 6 (Nr. 5)
6mal täglich 1 Tablette

97

Aphten
(Schwämmchen,
Soor, Mundschleim-
hautentzündung)

Ferrum phosphoricum D 12 (Nr. 3)
¼ stündlich 1 Tablette

Kalium chloratum D 6 (Nr. 4)
bei weißem oder weißgrauem Belag auf
den Schleimhäuten
stündlich 1 Tablette

Kalium phosphoricum D 6 (Nr. 5)
bei Belägen mit hellrotem Rand
stündlich 1 Tablette

Natrium chloratum D 6
bei Bläschen in den Mundwinkeln, Zunge
nicht belegt, Schleimausfluß aus dem
Mund
stündlich 1 Tablette

Kalium-Aluminium sulfuricum D 6
(Ergänzungsmittel)

Appetitlosigkeit

Kalium phosphoricum D 12 (Nr. 5)
bei seelisch-nervösen Störungen
3stündlich 1 Tablette

Calcium phosphoricum D 6 (Nr. 2)
bei allgemeiner Schwäche, Blutarmut,
mangelnder Magensaftbildung, Übelkeit,
Erbrechen

evtl. im Wechsel mit

Natrium chloratum D 6 (Nr. 8)
je 3mal täglich 1 Tablette

Natrium phosphoricum D 6 (Nr. 9)
bei übersäuertem Magen, Sodbrennen,
Magenschmerzen nach dem Essen
3mal täglich 1 Tablette

Appetitlosigkeit *Fortsetzung*	**Kalium chloratum D 6** (Nr. 4) bei Leberstörungen, weißgrauer Zunge, Heißhunger 3mal täglich 1 Tablette
Arterien- verkalkung (Arteriosklerose)	**Calcium fluoratum D 12** (Nr. 1) wichtigstes Mittel, sollte evtl. dauernd genommen werden 3mal täglich 1 Tablette
	Silicea D 12 (Nr. 11) 3mal täglich 1 Tablette über längere Zeit einnehmen
	Magnesium phosphoricum D 6 (Nr. 7) bei Auftreten von krampfartigen Herzbeschwerden 5mal täglich 1 Tablette
	Kalium phosphoricum D 12 (Nr. 5) bei Angstzuständen, Herzbeklemmung, depressiven Zuständen 1 mal täglich 1 Tablette
	Kalium jodatum D 12 (Ergänzungsmittel)
Asthma (Bronchialasthma)	**Kalium phosphoricum D 6** (Nr. 5) bei akuten Anfällen, bei Nervosität alle 5 Minuten 1 Tablette *danach* 2stündlich 1 Tablette
	Magnesium phosphoricum D 6 (Nr. 7) bei akuten Anfällen, häufig verbunden mit krampfartigen Leibschmerzen alle 5 Minuten 1 Tablette

Asthma
(Bronchialasthma)
Fortsetzung

evtl. im Wechsel mit
Kalium phosphoricum D 6 (Nr. 5)
im anfallsfreien Stadium
2stündlich 1 Tablette

Kalium chloratum D 6 (Nr. 4)
bei schwerlöslichem, weißem Schleim
und dem Gefühl, als würden Herz und
Lunge zusammengeschnürt,
bei akuten Anfällen
alle 15 Minuten 1 Tablette

danach Übergang auf

Kalium phosphoricum D 6 (Nr. 5)

oder

Magnesium phosphoricum D 6 (Nr. 7)

Natrium sulfuricum D 6 (Nr. 10)
stündlich 1 Tablette

Calcium fluoratum D 6 (Nr. 1)
bei schwerer Atemnot und Lungenblähung,
Auswurf kleiner gelblicher Schleim-
klumpen,

auch anzuwenden in Verbindung mit

Silicea D 12 (Nr. 11)
zur Kräftigung des erschlafften Lungen-
gewebes
3stündlich je 1 Tablette

Kalium sulfuricum D 6 (Nr. 6)
bei Anfällen am Abend und in der Nacht
sowie nach den Mahlzeiten
alle 5 Minuten 1 Tablette

danach evtl. im Wechsel mit

Asthma	**Kalium phosphoricum D 6** (Nr. 5)
(Bronchialasthma)	*und*
Fortsetzung	**Magnesium phosphoricum D 6** (Nr. 7)

2stündlich 1 Tablette

Arsenum jodatum D 12
(Ergänzungsmittel)
Kalium arsenicosum D 6
(Ergänzungsmittel)
Kalium bromatum D 6
(Ergänzungsmittel)

Aufstoßen

Natrium phosphoricum D 6 (Nr. 9)
bei saurem Aufstoßen, besonders nach
fettem Essen
4mal täglich 1 Tablette

Natrium sulfuricum D 6 (Nr. 10)
bei bitterem Aufstoßen
4mal täglich 1 Tablette

Magnesium phosphoricum D 6 (Nr. 7)
bei Luftaufstoßen, das keine Erleichterung
bringt,
und bei Leibschmerzen
4mal täglich 1 Tablette

Calcium phosphoricum D 6 (Nr. 2)
bei saurem Aufstoßen und Brennen in der
Speiseröhre
4mal täglich 1 Tablette

Bandscheiben-
beschwerden

Calcium fluoratum D 12 (Nr. 1)

evtl. im Wechsel mit

Silicea D 12 (Nr. 11)
3mal täglich 1 Tablette über längere Zeit
einnehmen

101

Bandscheiben-beschwerden *Fortsetzung*	*Äußerlich* **Natrium chloratum Salbe**
Bettnässen	**Natrium sulfuricum D 6** (Nr. 10) bei nervöser Schwäche oder Lähmung der Blasenmuskulatur

evtl. im Wechsel mit

Kalium phosphoricum D 12 (Nr. 5)
5mal täglich 1 Tablette

Calcium phosphoricum D 6 (Nr. 2)
bei älteren Menschen (Prostatiker)

evtl. im Wechsel mit

Calcium fluoratum D 12 (Nr. 1)
3mal täglich 1 Tablette

Bindehaut-entzündung

Ferrum phosphoricum D 6 (Nr. 3)
wichtigstes entzündungshemmendes
Mittel, besonders wenn eitriger, weißer
Schleim abgesondert wird

evtl. im Wechsel mit

Kalium chloratum D 6 (Nr. 4)
bei starkem Tränenfluß und Licht-
empfindlichkeit und wenn scharfer,
heller, dünner Schleim abgesondert wird

evtl. im Wechsel mit

Natrium chloratum D 6 (Nr. 8)
¼ stündlich 1 Tablette

Natrium sulfuricum D 6 (Nr. 10)
bei Kindern mit Neigung zu chronischen
Entzündungen,
bei gelb-grünem Eiter und Bläschen auf

Bindehaut-
entzündung
Fortsetzung

der Bindehaut
3mal täglich 1 Tablette

Silicea D 12 (Nr. 11)
bei anhaltendem dick-gelblichem Eiter
3mal täglich 1 Tablette

Blähungen

Natrium sulfuricum D 6 (Nr. 10)

evtl. im Wechsel mit

Calcium fluoratum D 12 (Nr. 1)
5mal täglich 1 Tablette

Magnesium phosphoricum D 6 (Nr. 7)
bei kolikartigen Blähungen
10 Tabletten in einem Glas mit heißem
Wasser aufgelöst
(heiße Sieben) alle 5 Minuten einen
Schluck trinken

Lithium chloratum D 12
(Ergänzungsmittel)

Bläschenausschlag

Natrium chloratum D 6 (Nr. 8)
5mal täglich 1 Tablette

Blasenkatarrh

Diagnostische
Abklärung
durch einen
Arzt ist anzuraten

Ferrum phosphoricum D 6 (Nr. 3)
im ersten entzündlichen Stadium mit
Schmerzen, Fieber und Harndrang
¼ stündlich 1 Tablette

Kalium Chloratum D 6 (Nr. 4)
im zweiten Entzündungsstadium, oft
chronischer Natur;
der Harn ist dunkel, trübe und enthält
dicken, hellen Schleim

evtl. im Wechsel mit

Blasenkatarrh
Fortsetzung

Silicea D 12 (Nr. 11)
2stündlich 1 Tablette

Magnesium phosphoricum D 6 (Nr. 7)
bei Harnverhaltung und Krampf der
Blasenmuskulatur
¼ stündlich 1 Tablette in heißem Wasser
auflösen

Lithium chloratum D 12
(Ergänzungsmittel)

Blinddarmreizung

Diagnostische
Abklärung
durch einen
Arzt ist anzuraten

Ferrum phosphoricum D 6 (Nr. 3)
wichtigstes Mittel bei starkem Spannungs-
gefühl und Verstopfung

evtl. im Wechsel mit

Kalium chloratum D 6 (Nr. 4)
stündlich 1 Tablette

Blutarmut

Ferrum phosphoricum D 3 (Nr. 3)

evtl. im Wechsel mit

Calcium phosphoricum D 6 (Nr. 2)
3mal täglich 2 Tabletten

Manganum sulfuricum D 12
(Ergänzungsmittel)
auch in Verbindung mit
Ferrum phosphoricum D 3 (Nr. 3)

Blutdruck

Calcium fluoratum D 12 (Nr. 1)
bei erhöhtem Blutdruck (Hypertonie) auf
arteriosklerotischer Grundlage

evtl. im Wechsel mit

Kalium jodatum D 6 (Ergänzungsmittel)
6mal täglich 1 Tablette

Blutdruck *Fortsetzung*	**Ferrum phosphoricum D 6** (Nr. 3) bei Blutunterdruck (Hypotonie) 6mal täglich 2 Tabletten
Bluterguß	**Ferrum phosphoricum D 6** (Nr. 3) Im Anfangsstadium ½ stündlich 1 Tablette *nach einigen Tagen, wenn erforderlich* **Kalium chloratum D 6** (Nr. 4) 2stündlich 1 Tablette *Äußerlich* **Ferrum phosphoricum Salbe**
Blutvergiftung eingehende diagnosti- sche Abklärung not- wendig	**Kalium phosphoricum D 6** (Nr. 5) zur Unterstützung sonstiger erforderlicher Maßnahmen ¼ stündlich 1 Tablette
Bronchitis	**Ferrum phosphoricum D 6** (Nr. 3) wichtigstes Entzündungsmittel ½ stündlich 1 Tablette **Kalium chloratum D 6** (Nr. 4) nach obigem Mittel anzuwenden, wenn Schweiß aufgetreten ist stündlich 1 Tablette **Magnesium phosphoricum D 6** (Nr. 7) bei heftigem krampfartigem Husten alle 5 Minuten 1 Tablette in heißem Wasser aufgelöst nehmen **Manganum sulfuricum D 12** (Ergänzungsmittel) bei chronischem Verlauf 3stündlich 1 Tablette

Brustdrüsen-entzündung stillender Mütter	**Ferrum phosphoricum D 6** (Nr. 3) bei den ersten Anzeichen von Entzündung und Schwellung (zur Verhütung von Eiterbildung)

evtl. im Wechsel mit

Natrium phosphoricum D 6 (Nr. 9)
¼ stündlich 1 Tablette

Silicea D 12 (Nr. 11)
bei eintretender Eiterung
5mal täglich 1 Tablette

Kalium phosphoricum D 6 (Nr. 5)
bei Fieber
stündlich 1 Tablette

Calcium fluoratum D 6 (Nr. 1)
zur Erweichung der harten Umgebung
des Eiterherdes
5mal täglich 1 Tablette

Äußerlich

Natrium phosphoricum Salbe

Darmträgheit   s. Stuhlverstopfung

Depressive Zustände   **Kalium phosphoricum D 6** (Nr. 5)
bei Gedächtnisschwäche, Zaghaftigkeit,
Niedergeschlagenheit, Ängstlichkeit,
Weinerlichkeit, allgemeiner seelischer
Erschöpfung
stündlich 1 Tablette

Lithium chloratum D 12
(Ergänzungsmittel)

Durchfall

Ferrum phosphoricum D 6 (Nr. 3)
bei hellem, schleimig-blutigem, auch
lehmigem Stuhl

evtl. im Wechsel mit

Kalium chloratum D 6 (Nr. 4)
¼stündlich 1 Tablette

Kalium phosphoricum D 6 (Nr. 5)
bei erfolglosem Stuhldrang mit Kolikschmerzen, Brennen im Darm, faulig
riechendem Durchfall
½stündlich 1 Tablette

Magnesium phosphoricum D 6 (Nr. 7)
bei wäßrigem Stuhl und kolikartigen
Bauchschmerzen, die durch Wärme und
Zusammenkrümmen gebessert
werden
1stündlich 1 Tablette

Natrium chloratum D 6 (Nr. 8)
bei wundmachendem, wäßrig-
schleimigem, unhaltbarem Durchfall,
evtl. mit Verstopfung wechselnd
¼stündlich 1 Tablette

Natrium phosphoricum D 6 (Nr.9)
bei sauer riechendem Stuhl, besonders bei
Kleinkindern, wenn zugleich gelber
Zungenbelag auftritt
½stündlich 1 Tablette

Natrium sulfuricum D 6 (Nr. 10)
bei chronischem Durchfall, der morgens
aus dem Bett treibt und verstärkt bei
feuchtem Wetter auftritt
½stündlich 1 Tablette

Durchfall *Fortsetzung*	**Silicea D 12** (Nr. 11) bei eitrigen Formen 3mal täglich 1 Tablette
	Cuprum arsenicosum D 6 (Ergänzungsmittel)
Eiterungen	**Silicea D 6** (Nr. 11) bei Eiterungen aller Art zur Unterstützung sonstiger Maßnahmen

in akuten Fällen
alle 5 Minuten 1 Tablette

bei chronischen Fällen
stündlich 1 Tablette

Silicea D 12 (Nr. 11)
nach Durchbruch der Eiterung
6mal täglich 1 Tablette

Ekzeme (Hautausschläge)	**Calcium phosphoricum D 6** (Nr. 2) bei trockenen Hautausschlägen

evtl. im Wechsel mit

Natrium chloratum D 6 (Nr. 8)
2stündlich 1 Tablette

Kalium chloratum D 6 (Nr. 4)
bei nässenden Hautausschlägen
3mal täglich 1 Tablette

Calcium fluoratum D 12 (Nr. 1)
bei Rissen, Schrunden, Borkenbildung,
trockener Haut
3mal täglich 1 Tablette

Ekzeme
(Hautausschläge)
Fortsetzung

Arsenum jodatum D 12
(Ergänzungsmittel)
bei nässenden Hautausschlägen

Äußerlich:

Silicea Salbe
bei nässenden Hautausschlägen

Natrium chloratum Salbe
bei schuppenartigen Ekzemen an talg-
drüsenreichen Stellen, z.b. Gesicht, Brust,
Rücken, Genitalbereich

Ferrum phosphoricum Salbe

Epilepsie

Kalium chloratum D 6 (Nr. 8)
zur unterstützenden Behandlung
der Epilepsie
5mal täglich 1 Tablette

Magnesium phosphoricum D 6 (Nr. 7)
bei starker Krampfneigung
5mal täglich 1 Tablette

Ferrum phosphoricum D 6 (Nr. 3)
bei drohendem Anfall
alle 5 Minuten 1 Tablette

Calcium phosphoricum D 6 (Nr. 2)
bei großer Hinfälligkeit als unter-
stützendes Mittel
5mal täglich 1 Tablette

Kalium arsenicosum D 12
(Ergänzungsmittel)

Cuprum arsenicosum D 12
(Ergänzungsmittel)

Epilepsie *Fortsetzung*	**Kalium bromatum D 6** (Ergänzungsmittel) **Zincum chloratum D 12** (Ergänzungsmittel)

Erbrechen

eingehende
diagnostische
Abklärung angeraten

Ferrum phosphoricum D 6 (Nr. 3)
bei saurem Erbrechen von Speise,
auch in der Schwangerschaft
¼stündlich 1 Tablette

Natrium sulfuricum D 6 (Nr. 10)
bei galligem Erbrechen
¼stündlich 1 Tablette

Natrium chloratum D 6 (Nr. 8)
bei wäßrig-schleimigem Erbrechen
¼stündlich 1 Tablette

Natrium phosphoricum D 6 (Nr. 9)
bei Erbrechen saurer Flüssigkeit
(auch bei Kindern),
bei Seekrankheit
¼stündlich 1 Tablette

Magnesium phosphoricum D 12 (Nr. 7)
bei krampfartigem Erbrechen, auch bei
Seekrankheit und in der Schwangerschaft
¼stündlich 1 Tablette

Calcium phosphoricum D 6 (Nr. 2)
bei Erbrechen nach kalten Getränken
und Eisgenuß (bei Kindern), wichtiges
Mittel bei Schwangerschaftserbrechen
¼ stündlich 1 Tablette

Erfrierungen　　　　s. Frostbeulen

Erregungs-zustände	**Kalium bromatum** (Ergänzungsmittel) stündlich 1 Tablette
Erschöpfungs-zustände	**Kalium phosphoricum D 6** (Nr. 5) stündlich 1 Tablette
	Magnesium phosphoricum D 6 (Nr. 7) bei innerer Unruhe, Abgespanntheit, Depressionen 6mal täglich 1 Tablette
	Kalium arsenicosum D 12 (Ergänzungsmittel)
	Calcium sulfuratum D 6 (Ergänzungsmittel)
Fettsucht	**Calcium phosphoricum D 12** (Nr. 2) *evtl. im Wechsel mit* **Natrium chloratum D 6** (Nr. 8) 5mal täglich 1 Tablette über längere Zeit
	Natrium bicarbonicum D 6 (Ergänzungsmittel)
Fieber diagnostische Abklärung angeraten	**Ferrum phosphoricum D 12** (Nr. 3) bei beginnendem Fieber ¼stündlich 1 Tablette *zusätzlich* **Kalium phosphoricum D 6** (Nr. 5) 5mal täglich 1 Tablette
Fingernagel-brüchigkeit	**Silicea D 12** (Nr. 11) 3mal täglich 1 Tablette ca. zwei bis drei Monate lang

Frostbeulen

Kalium phosphoricum D 6 (Nr. 5)
evtl. im Wechsel mit

Natrium sulfuricum D 6 (Nr. 10)
½stündlich 1 Tablette

Silicea D 12 (Nr. 11)
zur Vorbeugung einer Eiterung
2stündlich 1 Tablette

Äußerlich:

Natrium sulfuricum Salbe
dick auftragen

Furunkel

Ferrum phosphoricum D 6 (Nr. 3)
¼stündlich 1 Tablette

Silicea D 6 (Nr. 11)
beschleunigt die Eiterung, die Öffnung
der Furunkel und die Neubildung des
Gewebes
½stündlich 1 Tablette

Calcium phosphoricum D 6 (Nr. 2)
bei langwieriger Heilung, auch nach
Öffnung des Eiterherds
3mal täglich 1 Tablette

Calcium fluoratum D 6 (Nr. 1)
wenn der Entzündungsherd nicht weich
wird, bei harten Wundrändern
3mal täglich 1 Tablette

Kalium phosphoricum D 6 (Nr. 5)
bei übelriechendem Eiter und bei
Bildung mehrerer Furunkel (Karbunkel)
¼stündlich 1 Tablette

Furunkel *Fortsetzung*	*Äußerlich:* **Natrium phosphoricum Salbe** **Silicea Salbe** im Stadium der Eiterbildung
Füße, **dauernd kalte**	**Magnesium phosphoricum D 6** (Nr. 7) täglich 5 Tabletten, auch als heiße Lösung *Äußerlich* **Magnesium phosphoricum Salbe**
Gallenblasen- **entzündung**	**Natrium sulfuricum D 6** (Nr. 10) *evtl. im Wechsel mit* **Ferrum phosphoricum D 6** (Nr. 3) ½stündlich 1 Tablette **Kalium phosphoricum D 6** (Nr. 5) bei ansteigendem Fieber stündlich 1 Tablette **Kalium chloratum D 6** (Nr. 4) nach dem akuten Stadium stündlich 1 Tablette
Gallensteine (s. auch Gallen- blasenentzündung)	**Natrium sulfuricum D 6** (Nr. 10) im anfallsfreien Stadium *evtl. im Wechsel mit* **Natrium phosphoricum D 6** (Nr. 9) 3mal täglich 1 Tablette **Magnesium phosphoricum D 6** (Nr. 7) bei Gallenkoliken und Krämpfen alle 5 bis 10 Minuten 1 Tablette in heißem Wasser aufgelöst nehmen

Gallensteine
(s. auch Gallen-
blasenentzündung)
Fortsetzung

Ferrum phosphoricum D 6 (Nr. 3)
nach Abklingen der Schmerzen
zur Verhütung einer Gallenblasen-
entzündung
½stündlich 1 Tablette

Gastritis

Ferrum phosphoricum D 6 (Nr. 3)
im akuten Stadium mit Schmerzen nach
dem Essen, besonders wenn gleichzeitig
Fieber auftritt
¼stündlich 1 Tablette

Magnesium phosphoricum D 6 (Nr. 7)
bei krampfartigen Schmerzen, die zum
Zusammenkrümmen führen, bei Übelkeit,
Erbrechen, auch bei Durchfall
alle 5 Minuten 1 Tablette in heißem
Wasser auflösen

Natrium phosphoricum D 6 (Nr. 9)
bei Übersäuerung, saurem Aufstoßen,
Erbrechen und Sodbrennen, Widerwillen
gegen Fett
stündlich 1 Tablette

Kalium sulfuricum D 6 (Nr. 6)
bei chronischem Magenkatarrh mit
Schmerzen und Schweregefühl in der
Lebergegend
5mal täglich 1 Tablette

Calcium phosphoricum D 6 (Nr. 2)
besonders wenn nach der kleinsten
Speisemenge oder nach kalten Getränken
Schmerzen auftreten, auch bei Gasbildung
im Magen
4mal täglich 1 Tablette

Gastritis *Fortsetzung*	**Kalium jodatum D 6** (Ergänzungsmittel) bei Appetitlosigkeit
	Cuprum arsenicosum D 12 (Ergänzungsmittel) bei kolikartigen Beschwerden
Gedächtnis- schwäche	**Kalium phosphoricum D 6** (Nr. 5) stündlich 1 Tablette
	Calcium fluoratum D 12 (Nr. 1) als Folge von Arterienverkalkung 3mal täglich 1 Tablette
	Beide Mittel können auch kombiniert bzw. im Wechsel genommen werden
Gehirn- erschütterung	**Ferrum phosphoricum D 6** (Nr. 3) zur unterstützenden Behandlung bzw. zur Nachbehandlung bei Fieber, besonders bei Empfindungslosigkeit *evtl. im Wechsel mit* **Kalium phosphoricum D 6** (Nr. 5) ½stündlich 1 Tablette
	Natrium sulfuricum D 6 (Nr. 10) bei zurückbleibender geistiger Minder- leistung stündlich 1 Tablette
	Magnesium phosphoricum D 6 (Nr. 7) bei zurückbleibenden Sehstörungen stündlich 1 Tablette

Gerstenkorn	**Silicea D 12** (Nr. 11)
	evtl. im Wechsel mit
	Calcium fluoratum D 6 (Nr. 1) 2stündlich je eine Tablette
	Natrium phosphoricum D 6 (Nr. 9) 2stündlich 1 Tablette
	Äußerlich:
	Silicea Salbe

Gesichtsneuralgie
(Trigeminusneuralgie)

Magnesium phosphoricum D 6 (Nr. 7)
als „Heiße Sieben" (s. unter Kapitel 15)
alle 2 Stunden

Zincum chloratum D 6
(Ergänzungsmittel)

Gesichtszucken
(Tic)

Natrium phosphoricum D 6 (Nr. 9)
stündlich 1 Tablette

Gicht

Ferrum phosphoricum D 6 (Nr. 3)
während eines Gichtanfalls mit Fieber

evtl. im Wechsel mit

Kalium chloratum D 6 (Nr. 4)
¼stündlich je 1 Tablette

Natrium phosphoricum D 6 (Nr. 9)
bei Gichtanfällen ohne Fieber
¼stündlich 1 Tablette

evtl. im Wechsel mit

Silicea D 12 (Nr. 11)
3mal täglich 1 Tablette

Gicht
Fortsetzung

Calcium phosphoricum D 6 (Nr. 2)
bei chronischen Fällen, auch bei
Wetterfühligkeit
3mal täglich 1 Tablette

Silicea D 12 (Nr. 11)
bei Gichtknoten

evtl. im Wechsel mit

Calcium fluoratum D 6 (Nr. 1)
3mal täglich je 1 Tablette

Lithium chloratum D 12
(Ergänzungsmittel)

Manganum sulfuricum D 12
(Ergänzungsmittel)

**Globusgefühl
im Hals**
(Schluckbeschwerden)

Magnesium phosphoricum D 6 (Nr. 7)
¼stündlich 1 Tablette in heißem Wasser
aufgelöst nehmen

Grauer Star

eingehende
diagnostische Ab-
klärung zu empfehlen

Kalium phosphoricum D 6 (Nr. 5)
zusätzlich zu den sonstige Maßnahmen

evtl. im Wechsel mit

Calcium fluoratum D 12 (Nr. 1)

evtl. im Wechsel mit

Silicea D 12 (Nr. 11)
täglich je 3 Tabletten

Grippaler Infekt

Ein grippaler Infekt ist meist eine
kurzfristige, fieberhafte Erkrankung.
Sie ähnelt einer echten Grippe, bei der
es sich um eine akute fieberhafte
Infektionskrankheit handelt (Influenza).
Die Mittel für den grippalen Infekt

Grippaler Infekt
Fortsetzung

haben bei der Behandlung einer echten
Grippe nur unterstützenden Charakter.

Ferrum phosphoricum D 6 (Nr. 3)
im ersten Stadium
alle 10 Minuten 1 Tablette

Kalium phosphoricum D 6 (Nr. 5)
für die weitere Behandlung
½stündlich 1 Tablette

Kalium chloratum D 6 (Nr. 4)
wenn der Infekt den Höhepunkt
überschritten hat
2stündlich 1 Tablette

Grippe

s. grippaler Infekt

Haarausfall

Natrium chloratum D 6 (Nr. 8)

evtl. im Wechsel mit

Silicea D 12 (Nr. 11)
4mal täglich 1 Tablette
über längere Zeit einnehmen

Kalium phosphoricum D 12 (Nr. 5)
bei kreisrundem Haarausfall

evtl. im Wechsel mit

Ferrum phosphoricum D 12 (Nr. 3)
3mal täglich 1 Tablette

Halsentzündung
(Rachenkatarrh)

Ferrum phosphoricum D 12 (Nr. 3)
bei den ersten Anzeichen
alle 5 Minuten 1 Tablette

Calcium phosphoricum D 6 (Nr. 2)
stündlich 1 Tablette

118

Halsentzündung
Fortsetzung

Kalium phosphoricum D 6 (Nr. 5)
bei stärkerer Beteiligung der Rachen-
mandeln
alle 5 Minuten 1 Tablette

Kalium phosphoricum D 6 (Nr. 5)
bei chronischen Zuständen

evtl. im Wechsel mit

Calcium phosphoricum D 6 (Nr. 2)
stündlich je 1 Tablette

Hämorrhoiden

Calcium fluoratum D 12 (Nr. 1)

evtl. im Wechsel mit

Silicea D 12 (Nr. 11)
3mal täglich je 1 Tablette

in Verbindung mit

Calcium fluoratum Salbe

Ferrum phosphoricum D 6 (Nr. 3)
bei entzündeten Hämorrhoidenknoten
½stündlich 1 Tablette

in Verbindung mit

Ferrum phosphoricum Salbe

Magnesium phosphoricum D 6 (Nr. 7)
bei schmerzenden, nicht entzündeten
Knoten, bei Afterschließmuskelkrampf
¼stündlich 1 Tablette in heißem Wasser
aufgelöst nehmen

Kalium phosphoricum D 6
bei starkem Brennen und Jucken
5mal täglich 1 Tablette

Hände, dauernd kalte	siehe Füße, dauernd kalte
Harnabgang, unfreiwilliger, beim Husten, Niesen, Pressen	**Natrium chloratum D 6** (Nr. 8) stündlich 1 Tablette
Hautausschläge	s. Ekzeme
Hautjucken	**Magnesium phosphoricum D 6** (Nr. 7) stündlich 1 Tablette

Calcium phosphoricum D 12 (Nr. 2)
bei Altersjucken
3mal täglich 1 Tablette

Calcium fluoratum D 12 (Nr. 1)
bei trockener, rauher Haut
3mal täglich 1 Tablette

Äußerlich:

Magnesium phosphoricum Salbe

Heiserkeit

Kalium chloratum D 6 (Nr. 4)
als Begleiterscheinung eines
Kehlkopfkatarrhs

evtl. im Wechsel mit

Kalium sulfuricum D 6 (Nr. 6)
½stündlich 1 Tablette

Ferrum phosphoricum D 6 (Nr. 3)
bei Überanstrengung der Stimme (Redner,
Sänger u. ä.) und bei Halsschmerzen
stündlich 1 Tablette

Heiserkeit *Fortsetzung*	**Kalium phosphoricum D 6** (Nr. 5) bei nervöser Erschöpfung und Stimmbandlähmung stündlich 1 Tablette

Kalium bromatum D 6
(Ergänzungsmittel)

Herzbeschwerden, nervöse

Kalium phosphoricum D 12 (Nr. 5)
5mal täglich 1 Tablette
über längere Zeit einnehmen

Magnesium phosphoricum D 6 (Nr. 7)
zur Beruhigung bei stärkeren
Beschwerden, Herzklopfen u.a.
alle 10 Minuten 1 Tablette in heißem
Wasser aufgelöst nehmen

Heuschnupfen, Heufieber

Natrium chloratum D 6 (Nr. 8)

evtl. im Wechsel mit

Ferrum phosphoricum D 6 (Nr. 3)
¼stündlich 1 Tablette

Zur Vorbeugung beide Mittel
3mal täglich 1 Tablette

Magnesium phosphoricum D 6 (Nr. 7)
bei anfallsweisem Niesen und
asthmatischen Zuständen
¼stündlich 1 Tablette in heißem Wasser
aufgelöst nehmen

Arsenum jodatum D 12
(Ergänzungsmittel)

Hexenschuß	**Ferrum phosphoricum D 6** (Nr. 3) beim ersten Auftreten ¼stündlich 1 Tablette

Magnesium phosphoricum D 6 (Nr. 7)
bei starken Schmerzen
alle 5 Minuten 1 Tablette in heißem
Wasser aufgelöst nehmen bzw. „Heiße
Sieben", s. Kapitel 15

Calcium phosphoricum D 6 (Nr. 2)
Hexenschuß bei älteren Menschen
½stündlich 1 Tablette

Hitzewallungen in den Wechseljahren **Ferrum phosphoricum D 12** (Nr. 3)
5mal täglich 1 Tablette
über längere Zeit einnehmen

Hühneraugen **Calcium fluoratum D 12** (Nr. 1)

evtl. im Wechsel mit

Silicea D 12 (Nr. 11)
2stündlich 1 Tablette

Äußerlich:

Kalium chloratum Salbe

Husten **Ferrum phosphoricum D 6** (Nr. 3)
im Anfangsstadium
¼stündlich 1 Tablette

Magnesium phosphoricum D 6 (Nr. 7)
bei nächtlichem Krampfhusten
ohne Auswurf
alle 10 Minuten 1 Tablette in heißem
Wasser aufgelöst, bzw. „Heiße Sieben"
s. Kapitel 15

Husten *Fortsetzung*	**Kalium chloratum D 6** (Nr. 8) bei schwer löslichem, fadenziehendem Auswurf mit dem Gefühl, im Bereich von Herz und Lunge zusammengeschnürt zu werden ½stündlich 1 Tablette
	Natrium sulfuricum D 6 (Nr. 10) bei zähem, grünlichem Auswurf 5mal täglich 1 Tablette
	Kalium sulfuricum D 6 (Nr. 6) zur Lösung eitrigen Auswurfs ½stündlich 1 Tablette
	Kalium bromatum D 6 (Ergänzungsmittel)
	Kalium arsenicosum D 12 (Ergänzungsmittel)
Hypertonie	s. Blutdruck
Hypotonie	s. Blutdruck
Insektenstiche	*Äußerlich:* **Natrium chloratum Salbe**
	Innerlich: **Kalium phosphoricum D 6** (Nr. 5) ¼stündlich 1 Tablette
Ischias	**Kalium phosphoricum D 6** (Nr. 5) im akuten Fall ¼stündlich 1 Tablette bei Abklingen der Schmerzen 4mal täglich 1 Tablette

Ischias
Fortsetzung

Magnesium phosphoricum D 6 (Nr. 7)
bei krampfartigen Schmerzen, die sich
in der Wärme bessern
¼stündlich 1 Tablette
in heißem Wasser auflösen oder als
„Heiße Sieben" einnehmen, s. Kapitel 15

Calcium phosphoricum D 6 (Nr. 2)
bei nächtlichen, kribbelnden Schmerzen
vorwiegend im Hüftknochenbereich
3mal täglich 1 Tablette

Silicea D 12 (Nr. 11)
in chronischen Fällen
3mal täglich 1 Tablette

Cuprum arsenicosum D 12
(Ergänzungsmittel)

Äußerlich:

Magnesium phosphoricum Salbe

**Kehlkopf-
entzündung**

s. Heiserkeit

Keuchhusten

eingehende
diagnostische Klärung
zu empfehlen

Ferrum phosphoricum D 6 (Nr. 3)
schon bei Auftreten der ersten Symptome,
auch bei Verdacht
¼stündlich 1 Tablette

evtl. im Wechsel mit

Magnesium phosphoricum D 6 (Nr. 7)
¼ stündlich 1 Tablette in heißem Wasser
aufgelöst nehmen oder als „Heiße Sieben",
s. Kapitel 15

Keuchhusten *Fortsetzung*	**Kalium chloratum D 6** (Nr. 4) bei dickem, weißem Auswurf stündlich 1 Tablette
	Calcium phosphoricum D 6 (Nr. 2) bei eiweißartigem Auswurf, vor allem bei schwachen Kindern stündlich 1 Tablette
	Kalium sulfuricum D 6 (Nr. 6) bei gelbem, schleimigem Auswurf stündlich 1 Tablette
	Kalium phosphoricum D 6 (Nr. 5) bei allgemein großer Hinfälligkeit und nervösen Erscheinungen stündlich 1 Tablette
Kieferhöhlen- eiterung	**Kalium phosphoricum D 6** (Nr. 5) *im Wechsel mit* **Silicea D 12** (Nr. 11) *und* **Calcium fluoratum D 12** (Nr. 1) 5 Tabletten täglich über mehrere Wochen
Kloßgefühl im Hals	s. Globusgefühl
Koliken	**Magnesium phosphoricum D 6** (Nr. 7) allgemein zur Behandlung der Symptome ¼stündlich 1 Tablette in heißem Wasser gelöst nehmen oder als „Heiße Sieben", s. Kapitel 15
Kopfschmerzen	Kopfschmerzen sind häufig Symptome der verschiedensten anderen Erkrankungen. Hier ist das Grundleiden festzustellen und

Kopfschmerzen
Fortsetzung

zu behandeln. Sie treten aber auch als selbständige Erkrankung auf. Als Migräne bezeichnet man einen heftigen, anfallsweise auftretenden, manchmal mit Erbrechen einhergehenden, oft halbseitigen Kopfschmerz, der sich durch Licht- und Geräuscheinwirkung verschlimmert.

Ferrum phosphoricum D 6 (Nr. 3)
bei drückenden Schmerzen mit Blutandrang zum Kopf, Schwindel, häufig auch Übelkeit, Erbrechen und Sehstörungen
¼stündlich 1 Tablette

Kalium phosphoricum D 6 (Nr. 5)
bei nervösen Kopfschmerzen mit Reizbarkeit, Schlaflosigkeit,
nach geistiger Überanstrengung und Ärger
¼stündlich 1 Tablette

Natrium chloratum D 6 (Nr. 8)
nach erschöpfenden Krankheiten und schlechtem Schlaf, Kopfschmerz von früh morgens bis zum Abend, auch bei Mädchen in den Entwicklungsjahren
½stündlich 1 Tablette

Magnesium phosphoricum D 6 (Nr. 7)
bei plötzlichen, krampfhaft einschießenden Kopfschmerzen, besonders im Hinterkopf, oftmals mit Funken vor den Augen
¼stündlich 1 Tablette in heißem Wasser aufgelöst nehmen oder als „Heiße Sieben", s. Kapitel 15

Silicea D 12 (Nr. 11)
besonders nach geistiger Überarbeitung, auch „Schulkopfschmerz", vor allem

Kopfschmerzen
Fortsetzung

geeignet für überempfindliche, von ihrer
Konstitution her schwache Menschen
stündlich 1 Tablette

Natrium sulfuricum D 6 (Nr. 10)
vor allem in Verbindung mit Verdauungs-
störungen, Verschlimmerung durch
Bewegung und unter Lichteinwirkung
stündlich 1 Tablette

Natrium phosphoricum D 6 (Nr. 9)
nach übermäßigem Alkoholgenuß mit
Übelkeit und saurem Aufstoßen
½stündlich 1 Tablette

Krampfadern

Calcium fluoratum D 12 (Nr. 1)

evtl. im Wechsel mit

Silicea D 12 (Nr. 11)
3mal täglich 1 Tablette über lange Zeit
einnehmen

Ferrum phosphoricum D 6 (Nr. 3)
bei Krampfaderblutungen und
Venenentzündungen
alle 5 Minuten 1 Tablette

Äußerlich:

Kalium-Aluminium sulfuricum D 6
(Ergänzungsmittel)

Krämpfe

Magnesium phosphoricum D 6 (Nr. 7)
bei allen krampfartigen Erscheinungen
alle 5 Minuten 1 Tablette in heißem
Wasser aufgelöst nehmen oder als „Heiße
Sieben", s. Kapitel 15

Krämpfe

Fortsetzung

Silicea D 12 (Nr. 11)
bei nachts auftretenden Krämpfen, nach
Schreck und Erregung, besonders auch bei
Fußsohlen- und Wadenkrämpfen
5mal täglich 1 Tablette

Calcium phosphoricum D 12 (Nr. 2)
besonders während des Zahnens bei Kleinkindern, bei geschwächten, blutarmen
Menschen, die unter Kälte- und Taubheitsgefühl in den Gliedern leiden

evtl. im Wechsel mit

Magnesium phosphoricum D 6 (Nr. 7)
nehmen, s. oben
5mal täglich 1 Tablette

Cuprum arsenicosum D 12
(Ergänzungsmittel)

Krebs

ärztliche Klärung
und Behandlung
unbedingt ratsam

Zur unterstützenden und begleitenden
Therapie und zur Vorsorge bei Krebs-
disposition:

Silicea D 12 (Nr. 11)

im Wechsel mit

Calcium fluoratum D 12 (Nr. 1)
und **Kalium phosphoricum D 6** (Nr. 5)

evtl. zusätzlich

Magnesium phosphoricum D 6 (Nr. 7)
und
Calcium phosphoricum D 12 (Nr. 2)
5mal täglich 1 Tablette über längere Zeit

Kropf

Magnesium phosphoricum D 6 (Nr. 7)
5mal täglich 1 Tablette in heißem Wasser
aufgelöst nehmen

Kropf *Fortsetzung*	**Calcium fluoratum D 12** (Nr. 1) bei hartem, knotigem Kropf 3mal täglich 1 Tablette über längere Zeit einnehmen zusammen mit Salbenbehandlung *Äußerlich:* **Calcium fluoratum Salbe** **Kalium jodatum D 6** (Ergänzungsmittel) **Kalium bromatum D 6** (Ergänzungsmittel)
Lähmungs- erscheinungen	**Kalium phosphoricum D 6** (Nr. 5) 5mal täglich 1 Tablette
eingehende diagnostische Klärung zu empfehlen	**Magnesium phosphoricum D 6** (Nr. 7) 5mal täglich 1 Tablette in heißem Wasser aufgelöst nehmen **Kalium arsenicosum D 12** (Ergänzungsmittel) *Äußerlich:* **Kalium phosphoricum Salbe**
Lidrand- entzündung	**Ferrum phosphoricum D 6** (Nr. 3) bei heftiger Entzündung und Rötung 5mal täglich 1 Tablette **Natrium phosphoricum D 6** (Nr. 9) bei verklebten Lidern 5mal täglich 1 Tablette *evtl. mit dem o.a. Mittel im täglichen Wechsel*

Lidrand- **entzündung** *Fortsetzung*	**Silicea D 12** (Nr. 11) bei vereiterten Lidkrusten 3mal täglich 1 Tablette *Äußerlich:* **Kalium sulfuricum Salbe**
Magenkatarrh	s. Gastritis
Magensäure	**Natrium phosphoricum D 6** (Nr. 9) bei Übersäuerung des Magens nach jeder Mahlzeit 1 Tablette **Natrium chloratum D 6** (Nr. 8) bei Magensäuremangel 6mal täglich 1 Tablette vor den Mahl- zeiten

Mandelentzündung **Natrium phosphoricum D 6** (Nr. 9)
bei akuten und chronischen Fällen
evtl. im Wechsel mit
Ferrum phosphoricum D 6 (Nr. 3)
¼stündlich 1 Tablette

Magnesium phosphoricum D 6 (Nr. 7)
bei chronischer Mandelentzündung
in heißem Wasser aufgelöst über längere
Zeit einnehmen
4mal täglich 1 Tablette

Silicea D 6 (Nr. 11)
bei Eiterungen
2stündlich 1 Tablette

Calcium fluoratum D 12 (Nr. 1)
bei verhärteten Mandeln
3mal täglich 1 Tablette über längere Zeit
einnehmen

Mandelentzündung *Fortsetzung*	**Kalium arsenicosum D 12** (Ergänzungsmittel)
	Kalium jodatum D 6 (Ergänzungsmittel)
Menstruations- **beschwerden**	**Magnesium phosphoricum D 6** (Nr. 7) bei Schmerzen während der Periode, auch bei Rückenschmerzen alle 5 Minuten 1 Tablette in heißem Wasser aufgelöst oder als „Heiße Sieben" nehmen, s. Kapitel 15
	Magnesium phosphoricum D 6 (Nr. 7) vorbeugend 6 Tage vor der Periode stündlich 1 Tablette in heißem Wasser aufgelöst nehmen
Migräne	s. Kopfschmerzen
Milchschorf	**Natrium phosphoricum D 12** (Nr. 9) 5mal täglich 1 Tablette *Äußerlich:* **Natrium phosphoricum Salbe**
Mitesser	s. Akne
Mundfäule	s. Aphten
Mundschleimhaut- **entzündung**	**Ferrum phosphoricum D 12** (Nr. 3) ¼stündlich 1 Tablette zusätzlich halbstündliche Mundspülungen mit einer Lösung aus 3 Tabletten des oben angegebenen Mittels in lauwarmem Wasser

Mundschleimhaut-   **Kalium phosphoricum D 6** (Nr. 5)
entzündung   bei Zersetzung, schlechtem Mundgeruch
Fortsetzung   ¼stündlich 2 Tabletten
und Mundspülungen wie vorstehend

Muskelverhärtung   **Calcium fluoratum D 12** (Nr. 1)
3mal täglich 1 Tablette

Äußerlich:

Natrium sulfuricum Salbe

oder

Silicea Salbe
häufig einreiben

Myogelosen   s. Muskelverhärtung

Nagelgeschwür   **Ferrum phosphoricum D 6** (Nr. 3)
im Anfangsstadium der Entzündung
¼stündlich 1 Tablette

Silicea D 12 (Nr. 11)
wenn sich Eiter bildet
5mal täglich 1 Tablette

Calcium fluoratum D 12 (Nr. 1)
zur Abheilung
3mal täglich 1 Tablette

Äußerlich:

Ferrum phosphoricum Salbe

oder

Silicea Salbe
messerrückendick auftragen

Nasenbluten	**Kalium phosphoricum D 6** (Nr. 5) bei Kindern, schwachen und alten Menschen 6mal täglich 1 Tablette
	Kalium chloratum D 6 (Nr. 4) bei dickem, dunklem, zähem Blut 6mal täglich 1 Tablette
	Natrium chloratum D 6 (Nr. 8) bei nicht gerinnendem Blut 6mal täglich 1 Tablette
	Manganum sulfuricum D 6 (Ergänzungsmittel)
Nervosität, nervöse Erschöpfung	**Kalium phosphoricum D 6** (Nr. 5) *evtl. im Wechsel mit* **Calcium phosphoricum D 6** (Nr. 2) 5mal täglich 1 Tablette
	Magnesium phosphoricum D 6 (Nr. 7) bei Nervenschmerzen krampfartiger Natur ¼stündlich 1 Tablette in heißem Wasser aufgelöst nehmen oder als „Heiße Sieben" s. Kapitel 15
	Silicea D 12 (Nr. 11) bei großem Schwächegefühl, bei Überempfindlichkeit und Angst- zuständen 3mal täglich 1 Tablette
	Manganum sulfuricum D 12 (Ergänzungsmittel)

Parodontose (Zahnfleischschwund)	**Calcium fluoratum D 12** (Nr. 1) *im Wechsel mit* **Silicea D 12** (Nr. 11) *und* **Kalium phosphoricum D 6** (Nr. 5) 5mal täglich 1 Tablette über längere Zeit
Platzangst	**Kalium phosphoricum D 6** (Nr. 5) 5mal täglich 1 Tablette
Polypen	**Calcium phosphoricum D 6** (Nr. 5) *im Wechsel mit* **Calcium fluoratum D 12** (Nr. 1) *und* **Kalium chloratum D 6** (Nr. 4) 5mal täglich 1 Tablette über längere Zeit
Quetschungen	s. Verletzungen
Rachenkatarrh	s. Halsentzündung
Regelbeschwerden	s. Menstruationsbeschwerden
Reisekrankheit	s. Seekrankheit
Nesselfieber, Nesselsucht	**Kalium phosphoricum D 6** (Nr. 5) zunächst alle 10 Minuten 1 Tablette, später 3mal täglich 1 Tablette *evtl. im Wechsel mit* **Natrium chloratum D 6** (Nr. 8) *Äußerlich:* **Kalium phosphoricum Salbe**

Ohrensausen	**Calcium fluoratum D 12** (Nr. 1) *evtl. im Wechsel mit* **Silicea D 12** (Nr. 11) 5mal täglich 1 Tablette über längere Zeit einnehmen *Äußerlich:* **Calcium fluoratum Salbe** öfter hinter den Ohren einstreichen
Rheumatismus **1. Muskel- rheumatismus**	**Ferrum phosphoricum D 6** (Nr. 3) bei Schmerzen durch Bewegung *evtl. im Wechsel mit* **Kalium chloratum D 6** (Nr. 4) ½stündlich 1 Tablette **Magnesium phosphoricum D 6** (Nr. 7) bei einschießendem, bohrendem, umher- wanderndem Schmerz ¼stündlich 1 Tablette in heißem Wasser aufgelöst nehmen oder als „Heiße Sieben", s. Kapitel 15 **Calcium phosphoricum D 6** (Nr. 2) bei Schmerzen, die mit Taubheitsgefühl, Kälteempfindungen oder „Ameisenlaufen" verbunden sind, nachts bzw. in der Ruhe stärker auftreten 5mal täglich 1 Tablette
2. Gelenk- rheumatismus	**Ferrum phosphoricum D 6** (Nr. 3) anfangs, besonders bei fieberhaftem Auftreten ¼stündlich 1 Tablette

Rheumatismus
2. Gelenk-
rheumatismus
Fortsetzung

Kalium sulfuricum D 6 (Nr. 6)
bei wandernden Schmerzen, die sich
nachts verschlimmern
½stündlich 1 Tablette

Magnesium phosphoricum D 6 (Nr. 7)
als Zwischenmittel, wenn die Schmerzen
besonders heftig werden
alle 10 Minuten 1 Tablette in heißem
Wasser aufgelöst nehmen oder „Heiße
Sieben", s. Kapitel 15

Calcium phosphoricum D 6 (Nr. 2)
bei chronischem Gelenkrheumatismus
und zur Nachbehandlung
5mal täglich 1 Tablette
über längere Zeit einnehmen

Natrium bicarbonicum D 6
(Ergänzungsmittel)

Lithium chloratum D 12
(Ergänzungsmittel)

Kalium jodatum D 6
(Ergänzungsmittel)

Schlaflosigkeit

Kalium phosphoricum D 6 (Nr. 5)
bei nervöser Schlaflosigkeit
6mal täglich 1 Tablette über längere Zeit

Magnesium phosphoricum D 6 (Nr. 7)
bei großer Erregbarkeit, Herzklopfen
¼stündlich 1 Tablette in heißem Wasser
aufgelöst einnehmen oder als „Heiße
Sieben", s. Kapitel 15

Schlaflosigkeit *Fortsetzung*	**Silicea D 12** (Nr. 11) wenn zu viele Gedanken auftreten und am Einschlafen hindern 3mal täglich 1 Tablette

Ferrum phosphoricum D 12 (Nr. 3)
bei Blutandrang zum Kopf, bei Kopfschmerzen, auch in den Wechseljahren
stündlich 1 Tablette

Kalium bromatum D 6
(Ergänzungsmittel)

Zincum chloratum D 12
(Ergänzungsmittel)

Schlaganfall gleichzeitige ärztliche Betreuung notwendig	**Ferrum phosphoricum D 6** (Nr. 3) wenn der Patient bei Bewußtsein ist ¼stündlich 1 Tablette

Silicea D 12 (Nr. 11)
nach dem Schlaganfall, auch zusätzlich zu
Ferrum phosphoricum D 6 (Nr. 3)
über längere Zeit einnehmen
3mal täglich 1 Tablette

Kalium phosphoricum D 6 (Nr. 5)
gegen zurückbleibende Lähmungen
5mal täglich 1 Tablette

Schluckauf	**Magnesium phosphoricum D 6** (Nr. 7) als „Heiße Sieben", s. Kapitel 15
Schluck- beschwerden	s. Globusgefühl im Hals
Schnupfen	**Ferrum phosphoricum D 6** (Nr. 3) im ersten Erkältungsstadium ¼stündlich 1 Tablette

Schnupfen
Fortsetzung

Natrium chloratum D 6 (Nr. 8)
bei wundmachendem Fließschnupfen
½stündlich 1 Tablette

Magnesium phosphoricum D 6 (Nr. 7)
bei häufigem krampfhaftem Niesen
¼stündlich 1 Tablette in heißem Wasser
aufgelöst nehmen oder als „Heiße Sieben",
s. Kapitel 15

Kalium sulfuricum D 6 (Nr. 6)
bei verstopfter Nase
stündlich 1 Tablette

Silicea D 12 (Nr. 11)
bei chronischem Schnupfen,
auch bei trockenem Stockschnupfen
mit wunder Nase
6mal täglich 1 Tablette

Kalium jodatum D 6
(Ergänzungsmittel)

Kalium bromatum D 6
(Ergänzungsmittel)

Kalium arsenicosum D 12
(Ergänzungsmittel)

Schreibkrampf

s. Krämpfe

Schwangerschaftserbrechen

Calcium phosphoricum D 6 (Nr. 2)
6mal täglich 1 Tablette

Schwerhörigkeit

Silicea D 12 (Nr. 11)
bei Altersschwerhörigkeit

evtl. im Wechsel mit

138

Schwerhörigkeit *Fortsetzung*	**Calcium fluoratum D 12** (Nr. 1) 6mal täglich 1 Tablette

Schwindel

diagnostische
Klärung wird
empfohlen

Ferrum phosphoricum D 6 (Nr. 3)
bei Blutandrang zum Gehirn
2stündlich 1 Tablette

Calcium phosphoricum D 6 (Nr. 2)
für alte Menschen mit Blutleere des
Gehirns
2stündlich 1 Tablette

Kalium phosphoricum D 6 (Nr. 5)
bei nervösen Schwindelanfällen
und Schwächezuständen

evtl. im Wechsel mit

Magnesium phosphoricum D 6 (Nr. 7)
4mal täglich 1 Tablette in heißem Wasser
aufgelöst nehmen

Lithium chloratum D 12
(Ergänzungsmittel)

Kalium-Aluminium sulfuricum D 6
(Ergänzungsmittel)

Seekrankheit

Natrium chloratum D 6 (Nr. 8)
2stündlich zur Vorbeugung
1 Tablette,
während der Fahrt halbstündlich,
in akuten Fällen alle 5 Minuten

Natrium phosphoricum D 6 (Nr. 9)
Einnahme wie oben

Sehschwäche	**Kalium phosphoricum D 12** (Nr. 5) bei allgemeiner Nervenschwäche 3mal täglich 1 Tablette

Silicea D 12 (Nr. 11)
bei Sehschwäche schon nach geringster
Anstrengung
3mal täglich 1 bis 2 Tabletten
über längere Zeit einnehmen

Natrium chloratum D 6 (Nr. 8)
wenn die Augen tränen und beim Lesen
schmerzen
6mal täglich 1 Tablette

Kalium jodatum D 6
(Ergänzungsmittel)

**Sehnenscheiden-
entzündung**

Ferrum phosphoricum D 6 (Nr. 3)

im Wechsel mit

Kalium chloratum D 6 (Nr. 4)
5mal täglich 1 Tablette

Äußerlich:

Ferrum phosphoricum Salbe

Kalium chloratum Salbe

Sodbrennen

Natrium phosphoricum D 6 (Nr. 9)
bei Bedarf 2 Tabletten

Magnesium phosphoricum D 6 (Nr. 7)
bei krampfartigen Erscheinungen
stündlich 1 Tablette in heißem Wasser
aufgelöst einnehmen

Sonnenbrand   s. Verbrennungen

Star, grauer	s. Grauer Star

Stirnhöhlen-katarrh

Kalium phosphoricum D 12 (Nr. 5)

im Wechsel mit

Silicea D 12 (Nr. 11)
¼stündlich je 1 Tablette
später 5mal täglich 1 Tablette

Stuhlverstopfung

Calcium fluoratum D 6 (Nr. 1)
bei schlaffem Darm, Hämorrhoiden
stündlich 1 Tablette

Ferrum phosphoricum D 6 (Nr. 3)
bei Darmträgheit mit Hitze im Mastdarm,
bei Kreuzschmerzen und Blutandrang zum
Kopf
stündlich 1 Tablette

Calcium phosphoricum D 6 (Nr. 2)
bei alten Menschen mit allgemeiner
Schwäche
stündlich 1 Tablette

Kalium sulfuricum D 6 (Nr. 6)
bei starkem Völlegefühl
stündlich 1 Tablette

Silicea D 12 (Nr. 11)
bei vergeblichem Stuhldrang
stündlich 1 Tablette

Natrium bicarbonicum D 6
(Ergänzungsmittel)

Unruhe in Händen und Füßen	Bewegungsdrang, besonders vor dem Einschlafen

Magnesium phosphoricum D 6 (Nr. 7)
5 bis 10 Tabletten vor dem Einschlafen als
Lösung in heißem Wasser schluckweise
trinken

Natrium chloratum D 6 (Nr. 8)
3mal täglich 1 Tablette

Unterschenkelgeschwüre	**Calcium fluoratum D 12** (Nr. 1) *evtl. im Wechsel mit*

Natrium sulfuricum D 6 (Nr. 10)
stündlich 1 Tablette

Silicea D 12 (Nr. 11)
bei Eiterbildung
6mal täglich 1 Tablette

Kalium-Aluminium sulfuricum D 6
(Ergänzungsmittel)

Äußerlich:

Calcium fluoratum Salbe

Silicea Salbe
bei eitrigen Geschwüren

Venenentzündungen	**Ferrum phosphoricum D 6** (Nr. 3) anfangs ¼stündlich 1 Tablette gegen die Entzündung

Calcium fluoratum D 12 (Nr. 1)
gegen die Erweiterung der Venen
2stündlich 1 Tablette

Venen-	**Kalium chloratum D 6** (Nr. 4)
entzündung	4mal täglich
Fortsetzung	zur Vermeidung von Thrombosen

Kalium phosphoricum D 12 (Nr. 5)
2stündlich 1 Tablette
zur Förderung der Blutzirkulation und
gegen Infektionen

Bettruhe und Warmhalten werden
empfohlen

Verbrennungen *Äußerlich* als erste Maßnahme:
Ferrum phosphoricum Salbe
dick auftragen

bei Eiterung
Silicea Salbe

Innerlich:

Ferrum phosphoricum D 6 (Nr. 3)
bei Verbrennungen 1. Grades
¼stündlich 1 Tablette

Natrium chloratum D 6 (Nr. 8)
bei Blasenbildung in Kombination mit

Ferrum phosphoricum D 6 (Nr. 3)
½stündlich 1 Tablette

Silicea D 12 (Nr. 11)
bei eitrigen Brandwunden
2stündlich 1 Tablette

Verletzungen

Quetschungen
Verstauchungen,
Schlag- und
Schnittwunden,
Blutergüsse

Äußerlich:
Ferrum phosphoricum Salbe

oder

Silicea Salbe

Innerlich:

Ferrum phosphoricum D 6 (Nr. 3)
bei allen frischen Verletzungen, Blutergüssen u.a.
¼stündlich 1 Tablette

Kalium chloratum D 6 (Nr. 4)
bei Weichteilschwellungen
stündlich 1 Tablette

Calcium phosphoricum D 6 (Nr. 2)
zur Förderung der Gewebebildung
(Kallus)
bei Knochenverletzungen

evtl. im Wechsel mit

Calcium fluoratum D 12 (Nr. 1)
3mal täglich 1 Tablette

Verstauchungen

s. Verletzungen

Wadenkrampf

s. Krämpfe

Warzen

Kalium chloratum D 6 (Nr. 4)

evtl. im Wechsel mit

Natrium chloratum D 6 (Nr. 8)
3mal täglich 1 Tablette

Äußerlich:

Kalium chloratum Salbe
öfter einstreichen

Wechseljahrs-beschwerden	**Ferrum phosphoricum D 12** (Nr. 3) *evtl. im Wechsel mit* **Magnesium phosphoricum D 6** (Nr. 7) 6mal täglich 1 Tablette (das Magnesium phosphoricum in heißem Wasser gelöst)
Weißfluß	**Kalium chloratum D 6** (Nr. 4) 5mal täglich 1 Tablette auch Spülungen und Sitzbäder mit einer Lösung aus **Kalium chloratum D 6** (Nr. 4) werden empfohlen
Wunden	s. Verbrennungen und s. Verletzungen
Wundsein bei kleinen Kindern	*Äußerlich:* **Natrium chloratum Salbe** *oder* **Natrium phosphoricum Salbe** *Innerlich:* **Natrium chloratum D 6** (Nr. 8) *evtl. im Wechsel mit* **Natrium phosphoricum D 6** (Nr. 9) 2stündlich 1 Tablette
Zahnen bei Kindern	**Calcium phosphoricum D 12** (Nr. 2) zur Förderung des Zahndurchbruchs *evtl. im Wechsel mit* **Calcium fluoratum D 12** (Nr. 1) 3mal täglich 1 Tablette

Zahnen
bei Kindern
Fortsetzung

Ferrum phosphoricum D 12 (Nr. 3)
bei Zahnungsbeschwerden mit Fieber
6mal täglich 1 Tablette

Magnesium phosphoricum D 12 (Nr. 7)
bei schmerzhafter Entzündung
stündlich 1 Tablette in heißem Wasser
aufgelöst nehmen

Zahnschmerzen
diagnostische Klärung
empfohlen

Ferrum phosphoricum D 6 (Nr. 3)
z.B. bei Zahnschmerzen nach Erkältung
¼stündlich 1 Tablette

ANHANG

ANSCHRIFTEN

INLAND

DER BUND

Biochemischer Bund Deutschlands e.V.

Präsident: Dierk Schildt, In der Kuhtrift 18, 41541 Dormagen,
Tel.: (02133) 7 22 73, Fax: 7 20 03.

Vizepräsident: Georg Zoller, Stadtblick 16, 38112 Braunschweig,
Tel.: (0531) 32 51 29.

Geschäftsstelle: Hahnenkleer Straße 1-7, 38644 Goslar
(Hahnenklee-Bockswiese), Tel.: (05325) 502 – 0, Fax: 50 21 00,
Internet: http://members.aol.com/biochemie/welcome.html,
e-mail: biochemie@aol.com.

DIE LANDESVERBÄNDE

Landesverband Hannover-Braunschweig

Leiter: Klaus Wöhler, Springkamp 5, 38104 Braunschweig,
Tel.: (0531) 37 38 51.

Landesverband Norden

Leiter: Heinz Huntemann, Goethestraße 55, 26123 Oldenburg,
Tel.: (0441) 8 43 73, Fax: 8 81 10.

Landesverband Osten

Leiter: Eike Hohlstein, Handjerystraße 38, 12159 Berlin-Friedenau,
Tel.: (030) 8 51 70 80, Fax: 8 51 10 00.

Landesverband Rheinland

Stv. Vors.: Dierk Schildt, In der Kuhtrift 18, 41541 Dormagen,
Tel .: (02133) 7 22 73, Fax 7 20 03.

Landesverband Rhein-Main

Leiter: Peter Pohland, Tannenring 69, 65207 Wiesbaden,
Tel.: (06127) 6 11 86.

Landesverband Süden

Leiter: Günther H. Heepen, Bahnhofstraße 34, 78532 Tuttlingen,
Tel.: (07461) 1 46 58, Fax: (07461) 1 36 48.

Landesverband Westfalen-Lippe

Leiterin: Anneliese Schröder, Saarlandstraße 2, 59302 Oelde,
Tel.: (02522) 38 09.

DIE VEREINE

Biochemischer Gesundheitsverein Aachen e.V.

Vorsitzende: Frau Sigrid Vinken, Am Pötzchen 2c, 52156 Monschau,
Tel.: (02472) 16 47.

Biochemischer Verein Bad Münder und Umgebung e.V.

Vorsitzende: Elke Lüke, Memeler Str. 9, 31832 Springe,
Tel.: (05041) 52 36, Fax: 46 00
Beratungsstelle: Echternstr. 20, 31848 Bad Münder,
Tel.: (05042) 10 98

Biochemischer Verein von 1898 e.V. Bad Salzuflen

Vorsitzender: Rolf Thiele, Schillerstraße 10, 32105 Bad Salzuflen,
Tel.: (05222) 1 64 34.

Verein für Volksgesundheit Bensheim
(Biochemischer Verein Bergstraße e.V.)

Vorsitzende: Ilse Grote, Fehlheimer Straße 12, 64625 Bensheim,
Tel.: (06251) 31 88.

Biochemischer Verein Groß-Berlin e.V. gegr. 1920

Vorsitzender: Jürgen Toreck, Blissestraße 27, 10713 Berlin,
Tel.: (030) 8 53 65 96.

Geschäftsstelle: Friedrichstraße 165, Haus der Demokratie, Zimmer 313, 10117 Berlin-Mitte, Tel.: (030) 6 09 37 28.

Sprechstunden: Di. von 16.^{00} bis 19.^{00} Uhr,
Do. von 10.^{00} bis 12.^{00} Uhr.

Biochemischer Verein Bielefeld-Gadderbaum e.V.

Vorsitzender: Günther Remberg, Eggeweg 75, 33617 Bielefeld, Tel.: (0521) 14 19 49.

Biochemischer Verein Ravensberg e.V. Bielefeld

Geschäftsstelle: August-Bebel-Straße 177, Sprechzeiten jeden 2. Freitag und 4. Mittwoch von 16.^{00}- 17.^{00} Uhr.

Vorsitzender: Horst Stuckenbrock, Kreiensieksheide 22, 33619 Bielefeld, Tel.: (0521) 10 03 33.

Biochemischer Verein Bielefeld-Schildesche e.V.

Vorsitzender: Klaus Achtzehn, Schillerstraße 13, 33609 Bielefeld, Tel.: (0521) 8 25 80.

Biochemischer Verein Bodensee

Vorsitzende: Helga Teufel, Döllenstraße 11, 78337 Öhningen, Tel.: (07735) 39 86.

Volksgesundheitsverein e.V. Braunschweig

Vorsitzender: Klaus Wöhler, Springkamp 5, 38104 Braunschweig, Tel.: (0531) 37 38 51.

Geschäftsführer: Ingo Rüscher, Fallersleber-Tor-Wall 21, 38100 Braunschweig, Tel.: (0531) 2 42 37-0, Fax: 2 42 37 26.

Biochemischer Verein »Dr. med. Schüßler e.V.« Bremen

Vorsitzender: Heinrich Dierks, Geschäftsstelle Celler Straße 2, 28205 Bremen, Tel.: (0421) 44 01 16.

Verein für natürliche Lebensweise
Biochemischer Verein Bühl / Baden-Baden

Vorsitzende: Helena Holzhausen, Beethovenstraße 38, 77815 Bühl, Tel.: (07223) 2 23 08.

Biochemischer Verein Bünde und Umgebung e.V.

Vorsitzende: Luzie Timmerhaus, Im Weingarten 7, 32257 Bünde,
Tel.: (05223) 6 02 40.

Biochemischer Verein Castrop-Rauxel e.V.

Vorsitzender: Helmut Witte, Lange Straße 124,
44579 Castrop-Rauxel, Tel.: (02305) 7 55 14.

Biochemischer Verein Clausthal-Zellerfeld e.V.

Vorsitzender: Ulrich Zimmermann, Bremer Stieg 2,
38678 Clausthal-Zellerfeld, Tel.: (05323) 10 35.

Verein für Volksgesundheit Darmstadt e.V.

Vorsitzende: Gudrun Stockmann,
Geschäftsstelle: Heinheimer Straße 48 (Hof), 64289 Darmstadt,
Tel.: (06151) 71 48 86.

Biochemischer Verein Dortmund-Mengede e.V. gegr. 1922

Geschäftsstelle: Anni Lorbeer, Kleveskamp 9, 44359 Dortmund,
Tel.: (0231) 35 25 46.

Verein für angewandte Biochemie Dortmund Süd e.V.

Vorsitzende: Susanne Guth, Sprengelweg 12, 44309 Dortmund,
Tel.: (0231) 20 01 15.

Biochemischer Gesundheitsverein e.V. Düsseldorf

Vorsitzender: Dierk Schildt, In der Kuhtrift 18,
41541 Dormagen, Tel.: (02133) 7 22 73.
Geschäftsstelle: Venloer Straße 4, 40477 Düsseldorf,
Tel.: (0211) 4 93 07 58.

Biochemischer Gesundheitsverein Essen

Geschäftsstelle: Frau HP. M. Windt, Windmühlenstraße 1,
45147 Essen, Tel.: (0201) 70 83 32.

Biochemischer Verein e.V. Frankfurt a. M.

Vorsitzender: Erwin Wiegand, Dielmannstraße 5, 60599 Frankfurt,
Tel.: (069) 62 51 54.

Geschäftsstelle: Peter H. Martens, Robert-Koch-Straße 1, 65779 Kelkheim (Ruppertshain), Tel: (06174) 6 17 13.

**Verein für natürliche Lebensweise
– Biochemischer Verein Freiburg i. Br. –**
Vorsitzende: Gabriele Lankoff, Konradstraße 36, 79100 Freiburg, Tel.: (0761) 70 96 90.

Biochemischer Verein Görlitz und Umgebung e.V.
Vorsitzende: Heidrun Gromann, Feuerbachstraße 2, 02827 Görlitz.

**Mineralsalze nach Dr. Schüßler – Verein für natürliche Gesundheitspflege e.V.
Göttingen-Bovenden**
Vorsitzende: Gerda Winkler, Harzstraße 12, 37120 Bovenden, Tel.: (05594) 10 20, Fax: 8 92 01

Volksgesundheitsverein Gütersloh e.V.
Vorsitzender: H.-D. Oltmanns, Bismarckstraße 51, 33330 Gütersloh, Tel.: (05241) 1 23 14.

Biochemischer Verein Groß-Hamburg e.V.
Vorsitzende: Hildegund Chall, Boelckestraße 1, 23570 Lübeck-Travemünde, Tel.: (04502) 22 64 abends.

Geschäftsstelle: Alte Dorfstraße 11, 22848 Norderstedt, Tel.: (040) 5 23 13 99.

Volksgesundheitsverein Hannover e.V.
Verein für naturgemäße Lebens- und Heilweise, Biochemie und Homöopathie, Hannover.

Vorsitzender: Roland John, Möckernstraße 3, 30163 Hannover, Tel.: (0511) 67 18 15.

Geschäftsstelle: Werner Ruhkopf, Niedersachsenring 41, 30163 Hannover, Tel.: (0511) 63 75 53.

Volksgesundheitsverein Hemeln e.V.

Vorsitzender: Rudolf Metzner, Bürgermeister-Wallbach-Straße 14, 34346 Hann. Münden, Tel.: (05544) 15 43.

Biochemischer Verein Herford e.V.

Vorsitzender: Erhard Strathmann, Viehtriftenweg 142a, 32052 Herford, Tel.: (05221) 5 65 72 und 7 10 69.

Biochemischer Gesundheitsverein e.V. von 1909 Hildesheim

Vorsitzende: Karin Bartels, Augustastraße 9, 31141 Hildesheim, Tel .: (05121) 1 49 67.

Biochemischer Gesundheitsverein Homburg / Saar e.V.

Vorsitzender: Franz-Josef Klein, Heiderbruchstraße 45, 66424 Homburg, Tel.: (06841) 6 11 55 Fax: 24 24.

Biochemischer Verein Kassel e.V.

Vorsitzender: Peter Koch, Karlshafener Straße 55, 34128 Kassel, Tel.: (0561) 6 81 52.

Schriftführer: Werner Herbold, Seesenweg 17, 34292 Ahnatal, Tel.: (05609) 29 47

Biochemischer Gesundheitsverein Kiel e.V.

Vorsitzende: Ingrid Boller, Holtenauer Straße 202, 24105 Kiel, Tel.: (0431) 80 36 09.

**Verein für natürliche Lebensweise –
Biochemischer Verein Südpfalz**

Vorsitzende: Ursula Werner, Gartenstraße 11, 76833 Knöringen, Tel.: (06341) 6 39 70, Fax: 6 01 25.

Biochemischer Verein Koblenz e.V.

Vorsitzender: Eva-Maria Reitz, Am Eschbach 17, 56323 Waldesch, Tel.: (02628) 85 07.

Geschäftsstelle: Pfuhlgasse 15, 56068 Koblenz, Tel.: (0261) 3 86 82.

Biochemischer Verein Köln e.V.

Vorsitzender: Alfred Fichte, Karl-Korn-Straße 1, 50678 Köln, Tel.: (0221) 31 69 71.

Biochemischer Volksgesundheitsverein Krefeld

Vorsitzende: Margret Knüppel, Königstraße 145, 47798 Krefeld, Tel.: (02151) 61 52 74.

Biochemischer Verein Lage e.V.

Vorsitzender: Josef Filla, Wilhelm-Raabe-Straße 26, 32791 Lage, Tel.: (05232) 6 14 42.

Biochemischer Verein Lautenthal

Vorsitzende: Rosemarie Kaufeld, Am Marktplatz 18, 38685 Langelsheim, Tel.: (05325) 45 17.

Biochemischer Verein Lippe Süd-Ost

Geschäftsstelle: Marion Otten, Tegeler Straße 2, 32825 Blomberg.

Biochemischer Verein Lübeck v. 1920 e.V.

Vorsitzender: Erwin Jackson, Dorfstraße 2b, 23562 Lübeck, Tel.: (0451) 5 10 08.

Biochemischer Verein Mannheim-Ludwigshafen

Vorsitzende: Lotte Ratzel, Haardtstraße 2, 68163 Mannheim, Tel.: (0621) 82 36 72.

Biochemischer Gesundheitsverein Mönchengladbach

Vorsitzende: Marion Lenzen, Katharinenstraße 51, 41239 Mönchengladbach, Tel.: (02166) 35 10

Biochemischer Verein München

Vorsitzende: Ursula Müller, Schwedensteinstraße 43, 81827 München, Tel.: (089) 4 30 84 46.

Biochemischer Volksgesundheits-Verein 1967 Neuss

Vorsitzender: Kurt Baum, Schiefbahner Straße 31, 41352 Korschenbroich, Tel.: (02161) 67 21 36.

Biochemischer Verein Neviges e.V.

Geschäftsstelle: Elberfelder Straße 11, 42553 Velbert,
Tel.: (02053) 4 80 42
Vorsitzende: Corina Stahl, Oberste Homberg 13, 42553 Velbert,
Tel.: (02053) 31 04.

Biochemischer Gesundheitsverein Northeim e.V.

Vorsitzender: Hellmut Ansorge, Suadicanistraße 19,
37154 Northeim, Tel.: (05551) 5 21 23.

Biochemisch-Homöopathischer Verein e.V. Oelde

Vorsitzender: Karl-Heinz Tipkemper, Mozartstraße 11, 59302 Oelde,
Tel.: (02522) 69 06.

Verein für volkstümliche Gesundheitspflege Offenbach (Main)
– Biochemischer Verein e.V. –

Vorsitzender: Peter Hain, Arndtstraße 18a, 63069 Offenbach,
Tel.: (069) 84 50 39.

Biochemischer Gesundheitsverein Oldenburg e.V. gegr. 1885

Vorsitzender und Geschäftsstelle: Hans-Heinrich Jörgensen,
Moorbeker Straße 35, 26197 Großenkneten,
Tel.: (04435) 50 68, Fax: 6166.

Biochemischer Verein 1923 Osnabrück e.V.

Vorsitzender: Hartmut Bei der Kellen,
Hauptkassierer: Holger Bielke, Im Spreckling 10,
49090 Osnabrück.

Arbeitskreis für Homöopathie und Biochemie des Naturheilvereins 1892 Pforzheim e.V.

Leiter: Peter Emmrich, Christophallee 21, 75177 Pforzheim,
Tel.: (07231) 35 88 66.

Verein für angewandte Biochemie Pirmasens e.V.

Vorsitzende: Lilli Jekel, Bahnhofstraße 2-6, 66953 Pirmasens,
Tel.: (06331) 9 59 00.

Homöopathisch-Biochemischer Verein Recklinghausen

Vorsitzender: Kasimir Andrzejewski,

Stellv. Vors.: Johann Rutecki, Klinkerstraße 3,

45663 Recklinghausen,Tel.: (02361) 3 38 51.

Biochemischer Verein Remscheid e.V.

Baustraße 39, 42853 Remscheid, Tel.: (02191) 4 08 45,

Beratung jeden 1. und 3. Mittwoch im Monat.

Vorsitzende: Ilse Mühlenmeister, Falkenberger Straße 12,

42859 Remscheid, Tel.: (02191) 3 16 10.

„Gesundheitskreis" Biochem. Verein e.V. Rimbach

Vorsitzende: Waltraud Müller, Centwald 2, 64658 Fürth,

Tel.: (06253) 2 19 28.

Biochemischer Verein Rosenheimer Land e.V.

Vorsitzender: Toni Ernst, Rote Wand 1, 83115 Neubeuern,

Tel.: (08035) 39 39.

Verein für natürliche Lebensweise St. Wendel e.V.

(Verein für Biochemische Heilweise nach Dr. Schüßler)

Stellv. Vors.: Alice Diversy, Mainzweilerstraße 21,

66606 St. Wendel, Tel.: (06851) 73 72

Biochemischer Verein Schweinfurt e.V.

– Verein für Volksgesundheit –

Vorsitzender: Eduard Kenner, Wilhelmstraße 20,

97464 Niederwerrn,Tel.: (09721) 4 06 88.

Biochemischer Gesundheitsverein Solingen

Vorsitzende: Frau Erika Janke, Unter St. Clemens 5,

42651 Solingen, Tel.: (0212) 20 47 43.

Beratungsstelle: Club Behinderter und ihrer Freunde Solingen e.V.,

Beethovenstraße 238, 42655 Solingen.

Biochemischer Verein e.V. Stadthagen

Vorsitzender: Helmut Külpmann, Wietersheimer Straße 20,

31655 Stadthagen, Tel. (05721) 46 23.

Biochemischer Verein Stuttgart
Vorsitzender: Robert Krämer, Wehinger Weg 5, 70619 Stuttgart,
Tel.: (0711) 47 46 76.
Geschäftsstelle: Günther Krämer, Stiftsgrund 47, 71522 Backnang,
Tel.: (07191) 8 28 47.

Verein für Homöopathie und Biochemie Tuttlingen-Rottweil e.V.
Vorsitzender: Günther H. Heepen, Bahnhofstraße 34,
Postfach 42 30, 78532 Tuttlingen, Tel. Praxis: (07461) 1 46 58,
Tel. und Fax privat: (07461) 1 36 48.

Biochemischer Verein Warendorf e.V.
Vorsitzender: Karl-Jürgen Schindelka, Hermann-Löns-Straße 33,
48231 Warendorf, Tel. und Fax: (02582) 13 97.
Geschäftsstelle und Gesundheitsberatung: Ulrike Ritz,
Lilienstraße 6, 48231 Warendorf, Tel.: (02581) 6 16 76, Fax 6 04 85.

Biochemischer Verein Dreiländereck e.V.
Weil am Rhein
Vorsitzende: Rosemarie Kolin, Klybeckstraße 23,
79576 Weil am Rhein, Tel.: (07621) 79 25 99, Fax 79 25 98

Biochemischer Verein Wiesbaden und Umgebung e.V.
Vorsitzende: Marlené Schmitz, Armenruhstraße 19,
65203 Wiesbaden, Tel.: (0611) 9 60 04 86.

Biochemischer Gesundheitsverein e.V. Wilhelmshaven
Vorsitzender: Horst Müller, Pappelweg 15, 26452 Sande,
Tel.: (04422) 20 15.

Biochemischer Verein Wolfenbüttel e.V.
Vorsitzende: Petra Cholewa, Breslauer Straße 2, 38302 Wolfenbüttel,
Tel.: (05331) 7 75 83.

Biochemischer Verein Würzburg-Lengfeld e.V.
– Verein für Volksgesundheit –

Vorsitzender: Rudolf Ebert, Alfons-M.-Mitnacht-Straße 4,
97076 Würzburg, Tel.: (0931) 27 11 14.

Biochemischer Verein Wuppertal e.V.
Vorsitzender: Siegfried Bierkamp, Neue Friedrichstraße 54,
42105 Wuppertal, Tel.: (0202) 45 10 76.
Geschäftsstelle und Beratungsstelle: Hofkamp 133.

AUSLAND

Biochemischer Verein Graz / Österreich
Vorsitzende: Maria Bauernhofer, Buchkogelgasse 10,
A-8020 Graz, Tel.: (0316) 97 50 40.
Kontaktadresse für **Kärnten**:
Manfred Lechner, Waidmannsdorfer Straße 71,
A-9020 Klagenfurt, Tel. und Fax (0463) 2 56 14

Biochemische Bond Nederland (BBN)
Secretariaat: Postbus 9013, NL-1800 GA Alkmaar.
Voorzitter: Mw. M. Couwenhoven-Schipper, Westerweg 47A,
NL-1445 AC Purmerend, Tel. (0299) 64 65 83.

Biochemischer Bund Deutschlands e.V. – Kontaktstelle Belgien
Jaap Meihuizen, Pirrestraat 23, B-9500 Moerbeke,
Tel.: 054-42 26 02.

Verein für angewandte Biochemie – BBD-Kontaktstelle Schweiz
Vorsitzender: Hans Peter Wörndli, Winterhaldenstraße 60a,
CH-5300 Turgi, Tel.: (056) 2 23 17 86.
Stellv. Vorsitzende und Kontaktstelle: Hilde Eckert, Rüteli 242,
CH-5224 Unterbözberg, Tel.: (056) / 4 41 77 86

ZEITSCHRIFT

WEG ZUR GESUNDHEIT – Organ des Biochemischen Bundes
Deutschlands e.V., Hahnenkleer Straße 1-7, 38644 Goslar
Erscheint 6mal im Jahr, Bestellungen und Probehefte über:
Biochemischer Bund Deutschlands e.V., Präsident Dierk Schildt,
In der Kuhtrift 18, 41541 Dormagen, Tel.: (02133) 7 22 73,
Fax 7 20 03.

LITERATUR

Braun von Gladiss, Dr. med. Karl-Heinz: Ganzheitliche Medizin in der ärztlichen Praxis, Naturheilkunde, Umweltmedizin, Energiemedizin, kritisches Denken, Verlag Bruno Martin, Südergellersen 1991

Copei, F. und Quest, Ad.: Der biochemische Ratgeber, Lage in Lippe 1906

Deters, Hermann: Handbuch der Schüssler'schen Biochemie, Verlag Dr. Madaus & Co., Radeburg 1926

Diamond, John: Der Körper lügt nicht, Freiburg i. B. 1983

Gäbler, Hartwig: Wesen und Anwendung der Biochemie, Therapie mit Mineralstoffen nach Dr. Schüßler, Deutsche Homöopathie-Union, Karlsruhe 1991

Hazet: Kleiner Ratgeber zur Anwendung der biochemischen Heilweise nach Dr. med. Wilh. Schüssler, Herausgeber: Biochemischer Verein Zürich, 4. Auflage 1974

Hickethier, Dr. Kurt: Lehrbuch der Biochemie, Verlag Charlotte Depke, Kemmenau, 9.Auflage 1989 (1991)

Hickethier, Dr. Kurt: Sonnerschau, Lehrbuch derAntlitz-Diagnostik, Der Schlüssel zur erfolgreichen Anwendung der Biochemie, Balneologie und Diätetik, Verlag Charlotte Depke, Kemmenau, 7. Auflage 1988 (1993)

Jaedicke, Dr. H. G.: Dr. Schüßlers Biochemie, Eine Volksheilweise, Ratgeber in gesunden und kranken Tagen, Alwin Fröhlich Verlag, Frankfurt/M., 25. Auflage 1994

Kiesswetter, Dr. med.: Biochemie, eine natürliche Heilmethode, Verlagsanstalt für Biologie GmbH, Neubabelsberg 1937

Kirchmann Dr. Karl: Bio-Chemie Lexikon nach Dr. Schüssler, Ein Lehr- und Verordnungsbuch, Hamburg-Hausbruch 1962

Meyer, A.: Die Biochemie Dr. med. Schüssler's, 9. Auflage, Oldenburg 1921, Selbstverlag des Verfassers

Reiff, Dr. med.: Gesammelte Beweise für die Richtigkeit der Mineralsalztherapie, Oldenburg i. O. 1932

Schleimer, Dr. med. Jochen: Salze des Lebens, Praxis der Biochemie nach Schüßler mit homöopathischen Ergänzungen, Sonntag-Verlag Stuttgart, 2. Auflage 1994

Schneider, Dr. med. J.: Biochemischer Hausarzt, Verlag Dr. Willmar Schwabe, Leipzig, 2. Auflage 1918

Wassermann, O., Alsen-Hinrichs, C., Simonis, U.E.: Die schleichende Vergiftung – Die Grenzen der Belastbarkeit sind erreicht, die Notwendigkeit einer unabhängigen Umwelttoxikologie, Frankfurt am Main 1990

WEITERE WERKE VON DR. GÜNTER HARNISCH

Kombucha – geballte Heilkraft aus der Natur

160 S., kt., Best.-Nr. 1232

Der Kombucha-Teepilz ist ein seit zweitausend Jahren in Ostasien verwendetes Naturheilmittel, das heute bei uns wiederentdeckt und mit Erfolg bei zahlreichen Krankheiten heilend und revitalisierend eingesetzt wird. Dieses Buch beschreibt alles Wissenswerte über Kombucha, vor allem wie der Leser das Teepilzgetränk selbst herstellen kann. Es bietet außerdem wichtige Informationen über die Wirkungsweise des Kombucha-Teepilzes und über den spirituellen Hintergrund seiner ungewöhnlichen Heilwirkung.

Orgonenergie – Geballte Lebenskraft

164 Seiten, kt., Best.-Nr. 1233

Seit Jahrhunderten wünschen sich die Menschen nichts sehnlicher als Lebenskraft und Gesundheit bis ins hohe Alter. Die meisten Menschen heute haben verlernt, die kosmische Lebenskraft, die Orgonenergie, in ihren Körper aufzunehmen. Dieses Buch beschreibt die Wirkungsweise der Orgonenergie und des Orgonstrahlers. Es berichtet eine Fülle eindrucksvoller Heilungsbeispiele aus der therapeutischen Praxis. Außerdem erläutert es die Funktionsweise des Orgongerätes, und zeigt, wie man damit große Heilwirkung erreichen kann.

Urintherapie – Unerschöpfliche Heilkraft aus der Apotheke Ihres eigenen Körpers

Dr. Günter Harnisch / Catherine Williams

160 Seiten, kt., Best.-Nr. 1236

Dieses Buch will helfen, die Heilkraft der Natur wiederzuentdecken und zu nutzen. Die Apotheke unseres eigenen Körpers steht jedem offen, der das für ihn ganz persönlich am besten geeignete Heilmittel sucht. Er erhält es noch dazu kostenlos.

TURM VERLAG · 74321 BIETIGHEIM